Dr. Christiane Petersen

Gesunde Kinder – Ein Motivationsbuch

Dr. Christiane
Petersen

Gesunde Kinder
Ein Motivationsbuch

Das Bewegungs- und
Ernährungsprogramm für
übergewichtige Kinder

IRISIANA

Die Inhalte des Buches wurden von der Verfasserin nach bestem Wissen erstellt und mit größtmöglicher Sorgfalt geprüft. Sie bieten jedoch keinen Ersatz für eine kompetente medizinische Beratung. Weder Autorin noch Verlag können für eventuelle Nachteile oder Schäden, die aus den im Buch gegebenen Hinweisen resultieren, eine Haftung übernehmen.

Bibliografische Information der Deutschen Bibliothek:
Die Deutsche Bibliothek verzeichnet diese Publikation
in der Deutschen Nationalbibliografie; detaillierte bibliografische Daten
sind im Internet unter http://dnb.ddb.de abrufbar.

Textredaktion: Petra Holzmann
Umschlaggestaltung: Weiss / Zembsch / Partner, Werkstatt München
unter Verwendung eines Fotos von Corbis / Brooke Fasani
Innenfotos: mauritius images (S. 20, 81, 119, 126, 158); elektra Vision™ AG
Produktion: Inga Tomalla
Satz: EDV-Fotosatz Huber/Verlagsservice G. Pfeifer, Germering
Druck und Bindung: Druckerei Uhl, Radolfzell
Printed in Germany 2007

ISBN 978-3-7205-5016-1

Inhalt

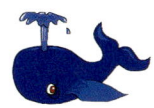

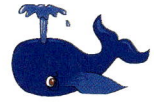

Inhalt

Als meine Kinder acht und neun Jahre alt waren,
eröffneten sie mir eines Morgens: »Ab heute werden wir
kein Vollkornbrot mit gesunden Sachen mehr essen, sondern nur
noch weißes Toastbrot mit Nutella. Du brauchst uns auch kein Gemüse,
keinen Salat und kein Obst mehr zu geben,
ab jetzt essen wir nur noch Ungesundes!« Ich war sprachlos.
Damit Ihnen, liebe Eltern eine solche Erziehungspanne
erspart bleibt, wird dieses Buch geschrieben. Es soll Ihnen dabei helfen,
»Gesundheitsmanager« Ihrer Familie zu werden.

Ich widme dieses Buch meinen Kindern
Christoph und Johannes.

Vorwort

Übergewicht heißt die Epidemie, die uns Menschen heutzutage plagt, unser Leben verkürzt und die Lebensqualität schmälert. In Deutschland sind etwa die Hälfte der Frauen, zwei Drittel der Männer, jedes fünfte Kind und jeder dritte Jugendliche zu dick. Europaweit sollen 400 Millionen Erwachsene betroffen sein. Weltweit leiden nach Angaben der Weltgesundheitsorganisation über eine Milliarde Menschen an starkem Übergewicht. Im Laufe der nächsten 10 Jahre werden es 1,5 Milliarden sein. Im Jahre 2030 wird, wenn man den Prognosen glaubt, jedes zweite Kind fettleibig sein. Nur jeder vierte Deutsche hätte dann noch ein normales Gewicht.

Wenn »dick sein« normal wird und »normalgewichtig« das Besondere, dann wird Gesundheit ein seltenes Gut und Krankheit ein ständiger Begleiter sein. Unzählige tragische Einzelschicksale durch chronische Begleit- und Folgeerkrankungen von Übergewicht im körperlichen und psychischen Bereich werden uns an das Siechtum und die Plagen des Mittelalters erinnern. Die finanziellen Belastungen für die Gesundheitssysteme werden so immens steigen, dass z.B. künstliche Hüft- und Kniegelenke sowie Bypassoperationen am Herzen für die Allgemeinheit nicht mehr zu finanzieren sind.

Nachdem die Lawine »Übergewicht« einmal ins Rollen gekommen ist, ist es schwierig, diese Entwicklung aufzuhalten – aber es ist noch nicht zu spät!

Ob ein übergewichtiges Kind schlank wird und bleibt, hängt, so haben amerikanische Forscher der Yale School of Medicine kürzlich festgestellt, ganz entscheidend von der Motivation der Eltern ab. Unser Buch führt im Titel *Ein Motivationsbuch*. Wir möchten Sie, liebe Eltern, dazu motivieren, professionelle und erfolgreiche »Gesundheitsmanager« zu werden, um am Ende auch das Übergeicht Ihres Kindes in den Griff zu bekommen. Meiner Meinung nach reicht es nicht aus, wenn Fachleute wie Ärzte, Ernährungs- und Sportwissenschaftler individuelle Maßnahmen verordnen und anraten. Sie als Eltern müssen sich des Problems annehmen. Sie sind das wichtige Kettenglied, das Ihr Kind, das Hilfe benötigt, mit den Experten, die Lösungen anbieten, verbindet. Ohne Sie geht nichts und mit Ihnen geht alles.

In diesem Buch werden Ihnen Lösungen angeboten und Ihnen Wege dahin gezeigt.

Nur Mut, Sie schaffen es.
Wir helfen Ihnen dabei!   Dr. Christiane Petersen

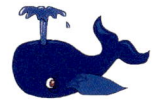

Einleitung

Stefanie (9) kommt heulend von der Schule nach Hause. Schon im Flur hört Ihre Mutter sie schluchzen: »Die haben wieder rosa Ferkel zu mir gesagt!« »Nun beruhige Dich mal wieder, vielleicht haben sie es ja gar nicht so gemeint. Das Mittagessen dauert noch eine halbe Stunde, zum Trost gibt es Eis als Nachtisch. Ich hab welches im Kühlschrank!«, antwortet die Mutter und verschwindet in der Küche. Stefanie geht in ihr Zimmer, schaltet den Fernseher ein und wirft sich auf ihr Bett. »Bis es Mittagessen gibt, bin ich vor Hunger gestorben«, denkt sie. »Ich gönn mir vorher noch einen Schokoriegel. Bei dem ganzen Stress heute in der Schule hab ich mir den verdient.«

Lucas (11) hat sich ein Herz gefasst. Er soll sich mehr bewegen, hat der Arzt gesagt, er sei stark übergewichtig, schon adipös[1]. Gemeinsam mit den Eltern hat er überlegt, welche Sportart ihm gefallen könnte. Im Prinzip keine, aber wenn schon, dann Fußball. Jetzt hat er seinen ganzen Mut zusammengenommen, sich ein Herz gefasst und es gewagt. Er steht vor dem Umkleideraum im Fußballverein und will an einem »Schnuppertraining« teilnehmen. Schon hört er das Stimmengemurmel der anderen Jungen, öffnet die Tür – und möchte am liebsten in den Erdboden versinken. Alle Blicke sind auf ihn gerichtet. Aus der hinteren Reihe fängt einer an zu prusten und plötzlich lachen sie alle: »Dickes Schwein, Gehwegpanzer, was willst du denn hier?«, schallt es ihm entgegen. Von ganz hinten aus der Ecke ruft einer, den er aus der Schule kennt: »Hau ab, du Rollmops, Fette können wir hier nicht gebrauchen!« ›Dieselben Sprüche wie auf dem Schulhof, das muss ich mir nicht antun‹, denkt er, schließt leise die Tür und verlässt mit gesenktem Kopf das Gebäude. ›Jetzt ist mir alles egal‹, denkt er. Beim nächsten Imbiss kauft er sich eine Currywurst mit einer doppelten Portion Pommes. »Rot-weiß, bitte, mit Ketchup und Majo!«

Lucas und Stefanie gehören zu den Kindern, die zu Rubens Zeiten im Trend gelegen wären. Nun aber gehören sie zu der Risikogruppe, von der die Gesundheitsexperten sagen, dass sie als Kindergeneration erstmals nicht das Lebensalter ihrer Elterngeneration erreichen werden, da sie mit zahlreichen Krankheitsrisiken behaftet sind und vorraussichtlich früher sterben werden als andere. Kurz: Lucas und Stefanie sind zu dick.

---

1   fettsüchtig, siehe Glossar S. 197

Nun gibt es bekanntermaßen große und kleine Kinder, warum sollte es nicht auch dicke und dünne geben? Dass man immer dünner wird, wenn man zu wenig isst und dann sogar mit dem Tod rechnen muss, wissen wir alle seit dem »Suppenkaspar«. Doch was wäre mit dem Suppenkaspar geschehen, wenn er weiter sowohl seine Suppe als auch Döner, Pommes, Currywürste, Cheeseburger und Big Macs gegessen hätte? Schließlich heißt es in dem Buch *Der Struwwelpeter*: »Der Kaspar, der war kerngesund, ein dicker Bub und kugelrund.«

Alle Eltern wollen, dass ihr Kind gesund bleibt und nicht krank wird. Aber was heißt eigentlich »gesund«? »Gesund ist, wenn man nicht krank ist«, sagen die einen. »Gesund fühle ich mich, wenn die Sonne scheint und die Blumen blühen«, sagen die anderen. Die Weltgesundheitsorganisation (WHO) hat 1986 Gesundheit definiert als den »Zustand vollkommenen physischen, psychischen und sozialen Wohlbefindens und nicht allein als das Fehlen von Krankheit und Gebrechen«. Seitdem befassen sich Forscher nicht nur mit der Frage, was Menschen krank macht, sondern auch damit, was sie gesund erhält, mit Fragen der »Salutogenese«, der Gesundheitsentstehung.

Gemäß dem Soziologen und Erfinder der Salutogenese Aaron Antonovsky sind dafür drei Dinge unbedingt erforderlich:

1. Wir müssen verstehen können, was um uns herum passiert.
2. Wir müssen das Gefühl haben, dass Schwierigkeiten lösbar sind.
3. Wir müssen das Gefühl haben, dass unser Leben Sinn und Bedeutung hat.

Zudem gibt es Einflüsse, die gut, und solche, die schlecht für die Gesundheit sind:

Gut für die Gesundheit sind:	Schlecht für die Gesundheit sind:
Gesunde Ernährung	Bewegungsmangel
Ausreichende Bewegung	Übergewicht
Genug Schlaf	Alkohol
Entspannung	Rauchen
Ausgeglichenheit	Drogen
Selbstachtung	Stress
Selbstvertrauen	Schlechte soziale Lage
Soziale Beziehungen	Umweltbelastungen
Eine gesunde Umwelt	Unfreiheit

Gesundheit ist also mehr als nur die Abwesenheit von Krankheit.

Die Wahrnehmung von Gesundheit und Krankheit

Die Wahrnehmung von Gesundheit und Krankheit ist sehr subjektiv. Krankheit kann oft als die negative Abweichung von einem als normal empfundenen körperlichen und seelischen Zustand empfunden werden. Jemand kann sich sterbenskrank und hundeelend fühlen, auch wenn er gerade beim Gesundheitscheck vom Arzt bestätigt bekommen hat, dass er voraussichtlich 100 Jahre alt wird. Andererseits kann sich jemand, bei dem der Arzt gerade eine tödliche Erkrankung festgestellt hat, subjektiv kerngesund fühlen. Und es gibt Menschen, die mit einem körperlichen Handicap geboren sind, sich dadurch in ihrer Gesundheit aber nicht sonderlich beeinträchtigt fühlen. Sie haben gelernt, damit umzugehen und ihr Leben zu meistern.

Durch Befragungen haben Wissenschaftler ermittelt, dass sich beispielsweise Kinder mit Bronchialasthma, einer ernst zu nehmenden Krankheit, subjektiv eher als gesünder einschätzen. Ganz anders sieht das bei übergewichtigen Kindern aus, die in derselben Studie befragt wurden: Sie fühlten sich persönlich eher krank.

Sich krank fühlen und krank sein sind offensichtlich »zwei Paar Schuhe«. Jemand, der sich subjektiv gesund fühlt, kann tatsächlich krank sein und jemand, der sich subjektiv krank fühlt, kann tatsächlich gesund sein.

Haben Sie den Eindruck, dass Ihre Familie gesund ist? Um das herauszufinden, können Sie diesen kleinen Test machen und erfahren, ob sich die einzelnen Mitglieder Ihrer Familie eher gesund oder eher krank fühlen:

Legen Sie ein Blatt Papier quer und ziehen Sie durch die Mitte eine Linie. Rechts und links davon malen Sie einen Kreis. Schreiben Sie in den linken »krank« und in den rechten »gesund«. Jedes Familienmitglied malt jetzt sein Kreuzchen, entweder mehr in Richtung krank oder gesund, oder in die Mitte. Natürlich handelt es sich dabei um ganz persönliche, subjektive Einschätzungen.

krank   **gesund**

Erstaunt Sie das Ergebnis? Fühlt sich wirklich Ihre Oma mit ihrem schwachen Herzen, der schlimmen Hüfte und den rheumatisch verkrümmten Gelenken subjektiv »gesund«? Gut, denken Sie, da hat sie wohl alle ihre Medikamente

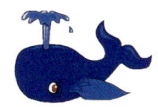

einschließlich der starken Schmerzmittel genommen. Sie selbst haben sich gerade eine Erkältung geholt. Sie wissen, es ist nichts Ernstes, nur eine leichte Erkältung eben, aber die Nase ist dicht und irgendwie fühlen Sie sich schlapp und richtig »krank«.

Die Gesundheit von Dicken und Dünnen ...
Heute kann man vielen Infektionskrankheiten, die durch Viren oder Bakterien verursacht werden, durch Impfungen vorbeugen. Früher war das anders. Eine ansteckende Krankheit konnte einem Todesurteil gleichkommen. Kinder starben an Infektionskrankheiten wie Durchfall oder Masern. Familien, die in Armut und in schlechten hygienischen Verhältnissen lebten und an Unterernährung litten, waren besonders betroffen. Wer etwas »zuzusetzen« hatte, überlebte eher als die »dünnen Hungerhaken«. Die Dicken waren die Gesunden, und die Dünnen waren die Kranken.

Heute ist es umgekehrt: Die Dicken werden eher krank und die Schlanken haben eine höhere Lebenserwartung. Es sind die »Zivilisationskrankheiten«, die heutzutage unser Leben verkürzen: Übergewicht, Bluthochdruck, Altersdiabetes, Gicht, Arterienverkalkung. Schon Kinder sind betroffen: Die Tatsache, dass ein 12-jähriges Kind an einem behandlungsbedürftigen Typ 2 Diabetes, früher eine Krankheit alter Leute, leidet, ist heute keine Seltenheit mehr. Dieses Kind muss bereits täglich Medikamente einnehmen, sich vielleicht sogar Insulinspritzen geben, hat das Risiko von Folgeerkrankungen und statistisch gesehen eine niedrigere Lebenserwartung.

Übergewicht – Was heißt das?

Übergewicht ist generell die Folge einer Imbalance des Organismus insofern, dass ein Ungleichgewicht zwischen Energieaufnahme und Energieverwertung besteht. Dabei wird mehr Energie, in Form von kalorienreicher Ernährung, aufgenommen, als verbraucht wird.

Übergewicht entsteht in der Regel durch ein Zusammenspiel von vielen verschiedenen Ursachen. Diese reichen von psychischen über genetische und krankheitsbedingte bis hin zu sozialen Faktoren.

Ein wichtiger Grund für das prozentuale Anwachsen der Häufigkeit von Übergewicht ist ohne Zweifel eine veränderte Lebensweise. In den letzten Jahrzehnten haben sich die Lebensbedingungen entscheidend und mit

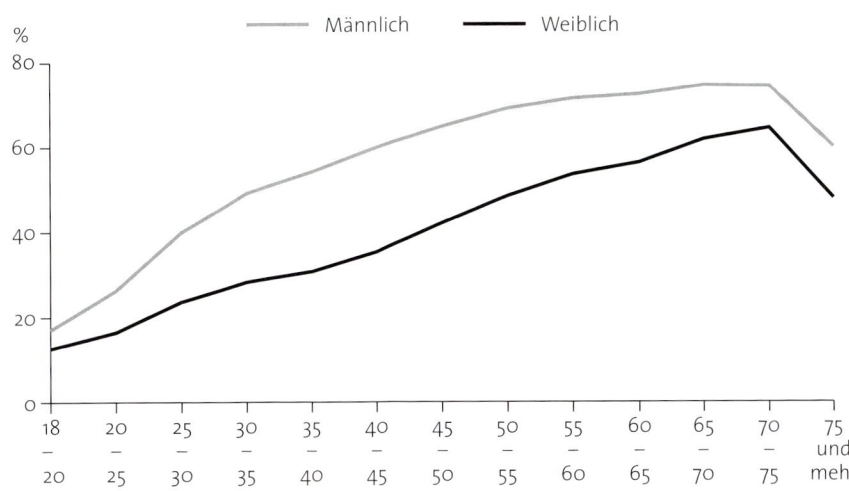

Personen mit Übergewicht (Body-Mass-Index über 25) 2005
in % der Bevölkerung der jeweiligen Altersgruppe
Deutschland

Quelle: Statistisches Bundesamt

nachhaltigem Einfluss auf unsere Gesellschaft verändert. So ist beispielsweise das Angebot an Lebensmitteln gewachsen und das Essen fettreicher und üppiger geworden; die täglichen Essenszeiten haben sich verschoben, und immer häufiger wird schnell mal eben im Vorbeigehen etwas sehr kalorienreiches, oft Ungesundes gegessen. Und wer hat heute noch Zeit, den Kindern ein gesundes Pausenbrot zusammenzustellen und mit in die Schule zu geben? Und welcher Jugendliche möchte auf dem Pausenhof seine Brotdose auspacken?

Dazu kommen die gewandelten Interessen der Kinder und Jugendlichen. War es früher noch so, dass sie jede Gelegenheit nutzten, um nach der Schule noch draußen auf den Straßen herumzutoben, so stehen heute meist Computerspiele, Fernsehen, Internet und dergleichen im Mittelpunkt. Also Tätigkeiten ohne viel Bewegung!

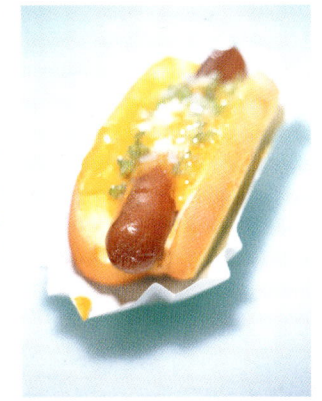

Schlussfolgernd kann man sagen, dass die Hauptursachen von Übergewicht zu kalorienreiche Ernährung und Bewegungsmangel sind.

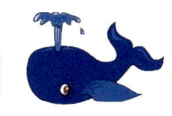

Der Ausblick auf die Zukunft – Die Folgen von Übergewicht
Langzeitfolgen, Krankheiten, volkswirtschaftliche Konsequenzen, Überlastung der Krankenkassen, Heranwachsen einer Generation, die schon früh an schweren Zivilisationskrankheiten leidet und aus diesem Grunde möglicherweise erstmals in der Geschichte nicht mehr das hohe Durchschnittsalter ihrer Elterngeneration erreichen wird.

Übergewicht bei Kindern – Eine rollende Lawine

Wenn Sie unsicher sind, ob bei Ihrem Kind in punkto Gewicht Handlungsbedarf besteht oder ob sich Ihr Kind mit seinem Gewicht noch im Normalbereich befindet, fragen Sie bei Ihrem Kinder- und Jugendarzt nach.

Dieser bestimmt erst einmal den Body-Mass-Index, das ist das Verhältnis von Körpergewicht (in Kilogramm) zur Körpergröße (in Meter) zum Quadrat. Durch diesen errechneten BMI ist es möglich, das Gewicht zu bewerten. Ist der BMI über 30, spricht man von Adipositas (Fettsucht). Der BMI ist allerdings nicht immer anwendbar. Für die Bewertung von Heranwachsenden müssen die Perzentilkurven herangezogen werden (s. S. 17). Oberhalb der 90. Perzentile sprechen wir von Übergewicht, oberhalb der 97. Perzentile von Adipositas, oberhalb der 99,5. Perzentile von extremer Adipositas.

Beispiel für eine BMI-Berechnung:

$$BMI = \frac{\text{Körpergewicht (kg)}}{(\text{Körpergröße (m)})^2} = \frac{53,0}{(1,46)^2} = \frac{53,0}{2,13} = 24,88$$

Der 12-jährige Jonas wiegt 53kg und ist 1,64m groß. Setzen Sie nun diese Werte in die BMI-Formel ein. Dafür multiplizieren Sie 1,46 mit 1,46. Das ergibt 2,13. Anschließend teilen Sie 53 durch 2,13. Das ergibt 24,88.

Somit hat Jonas einen BMI von 24,88. Fahren Sie nun mit dem rechten Zeigefinger die 12-Jahre-Linie nach oben und gleichzeitig mit dem linken Zeigefinger bei 24,88 nach rechts. Die beiden Finger treffen sich an einer Stelle knapp unterhalb der P97-Kurve. Jonas ist also stark übergewichtig und neigt zu Adipositas.

Perzentilkurven für den Body-Mass-Index (Mädchen 0–18)

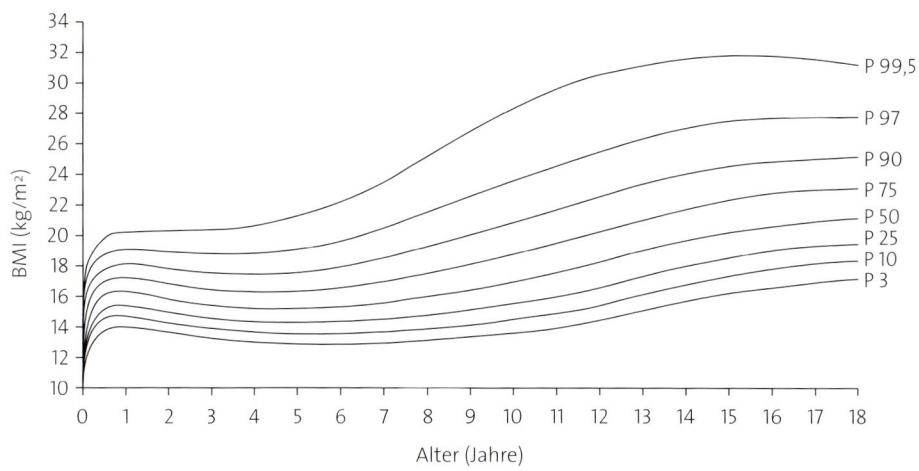

Perzentilkurven für den Body-Mass-Index (Jungen 0–18)

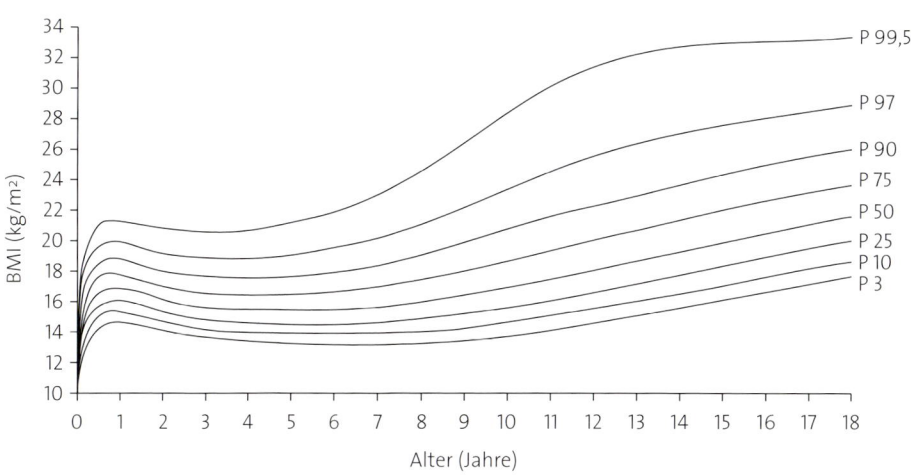

K. Kromeyer-Hausschild, M. Wabitsch, D. Kunze et al.: Monatsschr. Kinderheilk. (2001).
Abdruck mit freundlicher Genehmigung der Arbeitsgemeinschaft Adipositas.

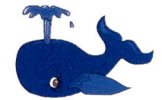

Der BMI für Jungen und Mädchen im Alter von 7 bis 18 Jahre:

Mädchen

Alter	starkes Unter-gewicht	Unter-gewicht	Normal-gewicht	Über-gewicht	starkes Übergewicht
7 Jahre	12,2	13,2	15,5	18,2	23,1
8	12,2	13,2	15,9	18,8	22,3
9	13,0	13,7	16,4	19,8	23,4
10	13,4	14,2	16,9	20,7	23,4
11	13,8	14,6	17,7	20,8	22,9
12	14,8	15,0	18,4	21,5	23,4
13	15,2	15,6	18,9	22,1	24,4
14	16,2	17,0	19,4	23,2	26,0
15	16,9	17,6	20,2	23,2	27,6
16	16,9	17,8	20,3	22,8	24,2
17	17,1	17,8	20,5	23,4	25,7
18	17,6	18,3	20,6	23,5	25,0

Jungen

Alter	starkes Unter-gewicht	Unter-gewicht	Normal-gewicht	Über-gewicht	starkes Übergewicht
7 Jahre	13,0	13,6	16,1	19,2	21,1
8	12,5	14,2	16,4	19,3	22,6
9	12,8	13,7	17,1	19,4	21,6
10	13,9	14,6	17,1	21,4	25,0
11	14,0	14,3	17,8	21,2	23,0
12	14,6	14,8	18,4	22,0	24,8
13	15,6	16,2	19,1	21,7	24,5
14	16,1	16,7	19,8	22,6	25,7
15	17,0	17,8	20,2	23,1	25,9
16	17,8	18,5	21,0	23,7	26,0
17	17,6	18,6	21,7	23,7	25,8
18	17,6	18,6	21,8	24,0	26,8

Vielleicht lässt es sich dann beim besten Willen nicht mehr leugnen. Bei aller Liebe und Bemühungen: Das Kind wurde gewogen und gemessen und als zu dick befunden. Ist das so, sollten Sie zunächst einmal nicht in Panik geraten. Machen Sie sich keine Vorwürfe. Woran auch immer es bei Ihrem Kind liegt: Sie haben das Problem erkannt und wollen handeln. Werden Sie jetzt aktiv und helfen Sie Ihrem Kind bei dem Weg in eine gesündere Zukunft. Das unterscheidet Sie von der Masse der Eltern übergewichtiger Kinder, die nämlich genau das nicht tut: handeln. Die meisten Eltern nehmen das Problem nicht ernst, legen die Hände in den Schoß und sehen zu, wie ihr Kind immer dicker wird.

Doch was ist die Ursache von Übergewicht bei Kindern? Generell wie bei den Erwachsenen: Sie essen zu viel und sie bewegen sich zu wenig. Sie nehmen damit mehr Energie auf, als sie verbrauchen: Die Energiezufuhr ist also höher als der Energieverbrauch. Und die Folge davon ist: Alles, was der Körper nicht verbraucht, wird als »Fettpolster« auf Hüften, Po und Oberschenkeln im Depot abgelagert. Übergewicht bis hin zur Fettleibigkeit (Adipositas) tritt oft schon im Kindesalter auf – mit allen gesundheitlichen Risiken wie hohen Blutfett- und Blutdruckwerten, Rücken- und Gelenkleiden, Fettleber, Darmerkrankungen, Gicht, Herzinfarkt und Schlaganfall.

Die Tendenz zu Übergewicht bei Kindern verstärkt sich von Jahr zu Jahr, die Zahl der übergewichtigen Kinder nimmt zu. In Italien liegt die Zahl der übergewichtigen 7 und 11-Jährigen bei ca. 36%, in Griechenland bei ca. 30%, in der Schweiz bei ca. 22%. In Deutschland ist heute jedes fünfte Kind und jeder dritte Jugendliche zwischen 7 und 11 Jahren von Übergewicht betroffen. In Zukunft wird die Anzahl weiter steigen. 30% – 40% dieser Kinder haben bereits

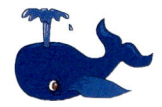

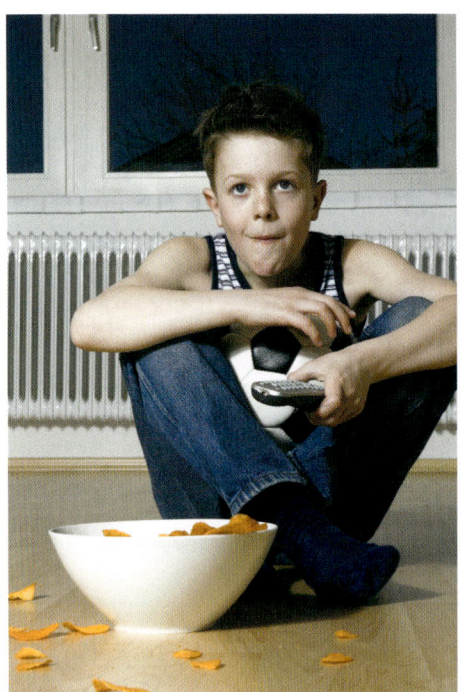

Herz-Kreislauf-Erkrankungen, Altersdiabetes, Fettstoffwechselstörungen und Gelenkprobleme. Erstmals haben viele Kinder eine geringere Lebenserwartung als ihre Eltern.

Aber nicht nur in Deutschland ist ein derartiger Trend zu beobachten. Nach Angaben der Weltgesundheitsorganisation (WHO) hat sich die Fettsucht, Adipositas genannt, weltweit zum größten chronischen Gesundheitsproblem entwickelt und stellt das klassische Beispiel einer ernährungsabhängigen Erkrankung dar. Neben den unmittelbaren medizinischen Konsequenzen der kindlichen Fettsucht wie Störungen im Fett- und Zuckerstoffwechsel des Körpers, Gelenk- und Haltungsschäden, erhöhtem Blutdruck, sind vor allem auch die Langzeitkonsequenzen besorgniserregend. Bei 70% der adipösen (stark übergewichtigen) 10–13-Jährigen bleibt das Übergewicht bestehen und geht in

Wenig Bewegung und kalorienreiche Ernährung führen auf Dauer zu Übergewicht.

eine lebenslange Adipositas über. Aus übergewichtigen Kindern werden in der Regel übergewichtige Erwachsene. Die Wahrscheinlichkeit, später zu dick zu sein, steigt mit zunehmendem Alter. Dicke Kindergartenkinder sind zu 15% später übergewichtig, dicke Grundschulkinder zu 50%, ab der 6. Klasse steigt das Risiko, als Erwachsener zu dick zu sein, auf 70% an.

Chronische Erkrankungen und Übergewicht nehmen in allen europäischen Ländern zu. Alarmierend ist, dass Übergewicht vermehrt ein Problem bei Kindern und Jugendlichen darstellt. So sind in Deutschland 15 Prozent der Kinder im Alter zwischen 3 und 17 Jahren übergewichtig. Bereits 6 Prozent leiden an Adipositas.

Wenn Dicksein schon im Kindesalter »krank« machen kann, warum essen wir und die Kinder dann nicht einfach weniger und bleiben gesund? Oder aber treiben einfach mehr Sport? Dann könnten wir weiter futtern wie bisher und unser Körper würde die Kalorien ganz einfach wieder ausschwitzen!? Am einfachsten wäre es, wenn es eine Pille gegen die Fettsucht gäbe. Dann könnten wir futtern wie die Weltmeister, »herumhängen« wie die Faultiere, wir würden leben wie Gott in Frankreich und trotzdem würden wir so alt werden wie Methusalem. – Leider wird daraus vorerst nichts. Obwohl die Pharmaindustrie auf Hochtouren arbeitet und die Werbung uns viele Hoffnungen macht: Noch führt kein Weg daran vorbei: Wir selbst sind unseres Glückes Schmied!

Deshalb, liebe Leser, nehmen Sie die Verantwortung für Ihre Gesundheit und die Ihrer Familie selbst in die Hand. Dieses Buch wird Ihnen dabei helfen, Gesundheitsmanager Ihrer Familie zu werden. Nur Mut! Ich rede nicht von Selbstkasteiung, Hungerkuren und strapaziösen Gewaltmärschen. Sie müssen auch nicht mit allem brechen, was Ihnen wichtig ist. Im Gegenteil. Sie werden sehen, dass Ihr eigenes Leben und das Ihrer Familie gewinnen wird. Doch zunächst gilt es, mit einigen Vorurteilen aufzuräumen.

Die häufigsten Erklärungen für Übergewicht

Viele Menschen versuchen, Übergewicht mithilfe von »K.o.-Argumenten« oder »K.o.-Einstellungen« schönzureden oder zu erklären.

»Ich hab' schlechte Gene.«

K.o.-Argument Nr. 1

Dahinter steht die Überzeugung: »Was auch immer ich tue, es hat alles keinen Sinn, die Veranlagung zum »Dicksein« wurde mir bereits in die Wiege gelegt.«

Das kann in der Tat richtig sein. Wir können nicht nur blaue oder braune Augen, Temperament oder musische Begabungen von den Eltern erben, sondern auch die Veranlagung zu Krankheiten und Übergewicht. Es gibt Menschen, die sagen: »Ich brauche nur ein Stück Schokolade anzusehen, dann werde ich schon dick.« Es gab Zeiten, da wurden diese Menschen belächelt, auch von Ärzten. Heute haben Wissenschaftler herausgefunden, dass Übergewicht auch auf Vererbung zurückzuführen ist, sie streiten nur noch darum, zu wie viel Prozent.

Auch wird mittlerweile in Fachkreisen darüber diskutiert, ob nicht nur die Gene von Vater und Mutter, sondern ebenso Lebensumstände und Lebensweisen der Mutter »epigenetisch«, d.h. vor der Geburt des Kindes, Einfluss darauf haben, welche Gene beim Kind zum Tragen kommen und dann später von diesem weiter auf die eigenen Kinder vererbt werden. – Auch wenn sich

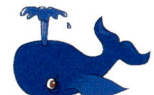

Darwin im Grabe herumdrehen würde: Es gibt Hinweise darauf, dass Umwelteinflüsse Gene »ein-« und »ausschalten« können. Vielleicht kann ja eine werdende Mutter durch gesundheitsfördernde Verhaltensweisen vor der Geburt die Entwicklung »vorteilhafter« Gene begünstigen und die Entwicklung »nachteiliger« Gene hemmen. Aber selbst wenn das nicht geklappt hat und man die Gene nehmen muss, wie man sie geerbt hat: Es gibt keinen Grund zu resignieren und sich nach dem Motto »Bei mir hat es sowieso keinen Zweck« mit einer Tüte Chips in die Ecke zu setzen. Ganz im Gegenteil: Gerade die Menschen, die »Dickmachergene« in sich tragen, müssen auf ihr Gewicht achten, sich viel bewegen und sich bewusst ernähren. Deshalb sollten Sie ab jetzt aus dieser K.o.-Einstellung die O.k.-Einstellung machen: »Ja, ich habe sie offensichtlich geerbt, diese Dickmachergene. Aber Dickmachergene sind keine Schicksalsgene. Ab jetzt werde ich noch mehr als andere darauf achten, dass ich mich gesund ernähre und mich viel bewege. Dann muss ich nicht zwangsläufig mein ganzes Leben lang gegen mich arbeiten. Das gilt auch für meine Kinder, die dieselben Gene in sich tragen. Auch für sie trage ich die Verantwortung.«

K.o.-
Argument
Nr. 2

»Bei mir sind es die Drüsen.«

Dahinter verbirgt sich die K.o.-Einstellung: »Nicht ich trage die Verantwortung für mein Übergewicht, sondern meine Drüsen. Sie funktionieren einfach nicht so, wie sie sollten: Sie produzieren zu viel, zu wenig, das falsche oder überhaupt nichts. Mit diesen Drüsen hab ich meine Plage. Ich kann aber nichts dafür, so sind sie eben.«

Richtig daran ist: Drüsen können dick machen, wenn sie falsch funktionieren. Eine Unterfunktion der Schilddrüse beispielsweise kann Übergewicht zur Folge haben. Denn in der Schilddrüse werden Hormone wie das Thyroxin und Trijodthyronin gebildet, die den Grundumsatz, d.h. die Geschwindigkeit, mit der die Körperzellen im Ruhezustand aus Nahrung Energie herstellen und verbrauchen, steuern.

Gehen Sie ab jetzt anders an das »Dickmacherdrüsenproblem« heran, machen Sie aus dem K.o. -Argument ein O.k.-Argument: Verabreden Sie für alle, die in Ihrer Familie übergewichtig sind, einen Termin bei Ihrem Arzt. Er wird Sie untersuchen und kann Ihnen dann genau sagen, ob beispielsweise eine Unterfunktion der Schilddrüse vorliegt. Wenn er eine Erkrankung als Ursache für das Übergewicht vermutet, wird er weitere Untersuchungen durchführen, beispielsweise Ultraschalluntersuchungen der Schilddrüse und/oder der Bauchorgane (z.B. Niere) und weitere Laboruntersuchungen (z.B. Blutzuckerbestimmungen über den Tag verteilt). Gegebenenfalls wird er eine medikamentöse Behandlung einleiten. Die meisten Erkrankungen der Hormondrüsen sind relativ einfach zu diagnostizieren und zu behandeln.

In den meisten Fällen gibt es jedoch nicht nur eine Ursache, sondern mehrere verschiedene Gründe, die, wenn sie zusammentreffen, zu Übergewicht führen können: Die Entstehung der Adipositas ist multifaktoriell bedingt, das heißt, es müssen bestimmte Verhaltensweisen innerhalb begünstigender Umweltbedingungen auf dem Boden einer genetischen Veranlagung zusammentreffen, damit es zu einer Zunahme der Körperfettmasse kommt.

Wenn der Arzt also bei Ihrem Kind eine Schilddrüsenunterfunktion feststellt, Ihr Kind sich wenig bewegt und sich ungesund ernährt, dann sollten Sie sich sagen: »O.k., jetzt weiß ich, dass mein Kind Medikamente nehmen muss; aber um das Gewicht zu stabilisieren, muss es sich zusätzlich ab jetzt mehr bewegen und wir müssen dafür sorgen, dass die Ernährung gesünder wird.«

»Das verwächst sich schon!«

Dieser Satz wird vielfach genutzt, um die Speckrollen der lieben Kleinen zu verharmlosen. Dahinter verbirgt sich die K.o.-Einstellung: »Babyspeck ist doch niedlich. Irgendwann, wenn das Kind größer wird, verschwindet er von ganz allein. Es wäre geradezu ein Jammer, etwas dagegen zu unternehmen.«

K.o.-Argument Nr. 3

Doch dieser Auffassung sind Ärzte und Ernährungsexperten keineswegs. Denn aus pummeligen Kleinkindern werden oft dicke Kinder und Jugendliche und im schlimmsten Fall stark übergewichtige Erwachsene. Deshalb sollten Eltern frühzeitig darauf achten, dass ihre Kinder sich gesund ernähren und Spaß an Bewegung haben, damit sie nicht »einrosten« und – das ist das Wichtigste – damit sie sich wohl in ihrer Haut fühlen!

Deshalb sollten Sie aus dieser K.o.-Einstellung die O.k.-Einstellung machen: »Gut, mein Kind war ein süßes Baby, mit Speckröllchen an den Oberschenkeln und Ärmchen. Jetzt aber ist die Babyzeit vorbei. Der Kleine kommt bald in die Schule, die Röllchen sind aber immer noch da. Nichts hat er sich abgelaufen, nichts hat sich verwachsen. Im Vergleich zu anderen Kindern im selben Alter ist er schlicht und ergreifend zu dick. Wir müssen jetzt etwas unternehmen.«

Dann vereinbaren Sie einen Termin bei Ihrem Kinder- und Jugendarzt und bitten ihn um seine Meinung.

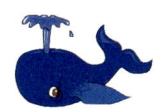

Übergewicht durch Krankheit

Es gibt Krankheiten, die nicht die Folge, sondern die Ursache von Übergewicht sein können. Das ist aber bei weniger als 1% der betroffenen Kinder der Fall. (Z. B. Störung der Schilddrüsenfunktion, Chromosomenstörungen oder ein medikamentös verursachter Cortison-Morbus-Cushing) Der Kinder- und Jugendarzt kann hierbei Klarheit verschaffen.

Bei einem übergewichtigen Kind können folgende Faktoren auf eine ursächliche Krankheit hinweisen:

- Das Kind nimmt in kurzer Zeit sehr viel zu.
- Das Kind lagert Gewebewasser (Ödeme) ein.
- Der Hals wird dicker (Vergrößerung der Schilddrüse).
- Das Kind wächst nicht wie andere Kinder (Kleinwuchs).
- Das Kind ist immer müde.
- Das Kind hat zu nichts Lust.
- Häufiges Durstgefühl (Diabetes mellitus).

Finden Sie bei Ihrem Kind einen oder mehrere o.g. Hinweise, sollten Sie mit ihm zum Kinder- und Jugendarzt gehen.

Die gesundheitlichen Folgen von Übergewicht

Der Kinder- und Jugendarzt bemerkt als Folgen von Übergewicht bei Kindern oft als Erstes orthopädische Probleme, wie Hohlkreuz und Rundrücken mit Haltungsschwäche, X-Beine, Schmerzen in Knien und Hüfte, Rückenschmerzen. Letztlich führen diese Probleme zu mangelnder Belastbarkeit, frühzeitigem Herzklopfen und Übelkeit nach Rennen, Hüpfen etc.

Des Weiteren erkennt er Gynäkomastie (Brustbildung) bei Knaben und kann aufgrund gesteigerten Durstgefühls oder Überwärmung bis zum Fieber Diabetes diagnostizieren.

Im Folgenden will ich Ihnen die wichtigsten Folgen von Übergewicht einzeln beschreiben.

Hohe Blutdruckwerte

Viele übergewichtige Menschen haben erhöhte Blutdruckwerte. Das Fatale an erhöhtem Blutdruck ist, dass man ihn nicht unbedingt selbst bemerkt. Er kann aber den Arterien, dem Herzen und dem Gehirn erheblichen Schaden zufügen. Deshalb sollten Sie jede Gelegenheit nutzen, um Ihren Blutdruck messen zu lassen, auch wenn er in der Regel normal ist. Der Arzt wird ihn sowieso bei den normalen Vorsorgeuntersuchungen überprüfen, Apotheken bieten oft kostenlose Messungen an, vielleicht schaffen Sie sich ja auch selbst ein eigenes Blutdruckmessgerät an; diese sind heute kostengünstig zu haben und einfach zu handhaben.

Der obere Wert, der gemessen wird, ist der sogenannte *systolische* Wert. Er wird in der *Systole* festgehalten, d.h. in der Phase, in der das Herz das Blut in den Körperkreislauf, in die Arterien pumpt. Während dieser Herzaktion ist der Druck in den Arterien relativ hoch, deshalb ist dieser systolische Wert höher als der zweite gemessene Wert, der *diastolische*.

In der *Diastole* ist das Herz entspannt und es ist wenig Blut in den Arterien.

Bei Erwachsenen ist der Blutdruck erhöht, wenn der systolische Wert über 140 mmHg und der diastolische Wert über 90 mmHg liegt. Die normalen Werte bei Kindern sind: 3–9 Jahre: ca. 90/60, 10–13 Jahre: ca. 100/65, ab 14. Jahr: ca. 110/70.

Hoher Blutdruck kann zu Arterienverkalkung (Arteriosklerose), zu einem Herzinfarkt und zu einem Schlaganfall führen, das heißt letztlich zu Krankheit und Tod.

Bei Übergewichtigen kann sich durch die Verringerung des Körpergewichts oder durch die Stabilisierung des Gewichts bei gleichzeitigem Wachstum der hohe Blutdruck wieder senken.

Hohe Blutfettwerte

Es gibt Menschen, die eine Fettstoffwechselstörung haben. Bei ihnen sind einige Blutfette (z.B. Gesamt- und LDL-Cholesterin) ständig erhöht. Dies ist eine äußerst seltene, angeborene Störung. Es gibt jedoch auch eine ernährungsbedingte Erhöhung der Blutfettwerte.

Wie auch immer die Erhöhung der Blutfettwerte zustande kommt: die Folge davon kann Arterienverkalkung sein. Denn die frei in der Blutbahn schwimmenden Fette, die nicht in die Zellen aufgenommen werden, lagern sich an den Wänden der Arterien ab, es sprießen Entzündungszellen ein, die Gefäßwand verdickt sich und der Querschnitt des Gefäßes wird immer

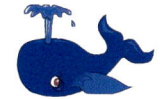

schmaler, sodass das Blut immer schlechter hindurch kann. Es kommt zur Arterienverkalkung und dadurch eventuell zum Herzinfarkt.

Deshalb sollten Menschen, in deren Verwandschaft Fettstoffwechselstörungen festgestellt worden sind, auf alle Fälle zum Arzt gehen und ihr Blut untersuchen lassen (Gesamtcholesterin, LDL, HDL, VLDL, Triglyceride, ApoE, Lp[a]). Auch wenn keine Fettstoffwechselstörung in der Verwandtschaft bekannt ist, sollte man regelmäßige Blutuntersuchungen beim Arzt durchführen lassen. Denn hohe Blutfettwerte bemerkt man nicht! Aber sie schädigen die Blutgefäße nachhaltig.

Eine Fettstoffwechselstörung muss unter Umständen medikamentös behandelt werden, bei den meisten Menschen jedoch sind hohe Blutfettwerte ernährungsbedingt. Die Blutfettwerte unseres eigenen Blutes können sich manchmal rapide verändern – je nachdem, was man gegessen hat. Schlägt man z.B. tüchtig bei Leberwurst, Salami und leckeren, fettreichen Käsesorten zu, können die Gesamtcholesterinwerte ziemlich hoch ausfallen. Insofern sollte man bewusster auf das achten, was man zu sich nimmt. In den meisten Fällen können höhere Blutfettwerte durch fettarme Ernährung abgesenkt werden.

Arterienverkalkung (Arteriosklerose) und ihre Folgen

Arterienverkalkung hört sich brutal an, und das ist sie auch. Sie kann heftige Schmerzen verursachen und letztlich zum Tod führen. Wenn die Arterien, die Schlagadern, keinen Sauerstoff mehr zu den Muskeln und zu den Organen bringen können, dann »ersticken« diese und das tut weh. Die Arterien von Übergewichtigen sind häufiger »verstopft« als die von Schlanken. Krankheiten stellen sich früher ein, oft schon im Kindesalter.

Die Arterienverkalkung ist die letzte Stufe einer Entwicklung, die sich stoppen lässt, wenn man rechtzeitig handelt. Denn Arteriosklerose hat verschiedene Stufen. Erst fängt es ganz harmlos an: An den Wänden der Schlagadern bilden sich zunächst sogenannte Lipoidherde. Diese gelblichen Fettstreifen kann man bereits in den Arterien von Kindergartenkindern feststellen. Wenn man eine betroffene Ader aufschneiden würde, könnte man diese »fatty streaks« noch mit dem Daumen wegdrücken. Sie sind zum Glück reversibel, d.h. umkehrbar. Aus den Lipoidherden entwickeln sich dann die sogenannten Fibrosen. Die Fettstreifen werden vom Körper faserartig umgebaut. Würde man zu diesem Zeitpunkt mit dem Daumen dagegen drücken, könnte man feststellen, dass sie jetzt fest auf der Arterienwand sitzen. Jetzt sind sie nur noch zum Teil reversibel. Je größer sie werden, desto sicherer bleiben sie und beginnen, ihren Schaden anzurichten. Sie verengen den inneren Durchmesser der Schlagadern, und das hat fatale Folgen:

Normalerweise fließt das Blut in einer »laminaren« Strömung gleichmäßig und ruhig, rhythmisch durch die Herzpumpe angetrieben, durch die Schlagadern. Das ändert sich zunehmend, wenn an den Arterienwänden Ablagerungen auftreten. Es kommt zu Turbulenzen: Je dichter das Blut an den Wänden entlangfließt, desto mehr wird es durchgewirbelt, Strudel treten auf, der Durchfluss verlangsamt sich und kehrt sich, direkt am Rand, möglicherweise sogar um, sodass Teile des Blutes in die falsche Richtung fließen. Dadurch kann das Blut »verklumpen«.

Die Folgen von Arterienverkalkung für Beine, Herz und Gehirn sind:

Die Schaufensterkrankheit

Folgen von Arterien- verkalkung

»Raucherbeine« oder die »arterielle Schaufensterkrankheit« haben die gleiche Krankheitsursache: die Verschlüsse der großen Beinarterien. Die Versorgung der Beinmuskulatur mit sauerstoffreichem Blut ist nicht mehr gewährleistet, was zu heftigen Schmerzen führt. Denn durch den meist teilweisen Verschluss der Beinarterie am rechten oder linken Bein gelangt weniger sauerstoffhaltiges Blut in die Beinmuskulatur. Diese Erkrankung kommt bei Rauchern wesentlich häufiger vor als bei Nichtrauchern, deshalb heißt sie auch »Raucherbein«.

Zu Beginn der Erkrankung treten die Schmerzen immer dann auf, wenn das betroffene Bein (stark) belastet wird, und sie nehmen ab, wenn sich die Belastung verringert. Die (meist älteren) Patienten gehen eine Weile, spüren plötzlich, wie der Schmerz einschießt, und bleiben stehen. Im Stehen verbraucht die Muskulatur weniger Sauerstoff und der Schmerz lässt für eine Weile nach. Der Betroffene sieht sich die Auslagen eines Schaufensters an und geht dann weiter – bis der Schmerz erneut einschießt. Dann guckt er sich das nächste Schaufenster an usw. – deswegen die Bezeichnung »Schaufensterkrankheit«. Diese Patienten kommen um eine Gefäßoperation nicht herum. Denn Kalk verengt, verschließt und zerstört die Arterienwände. Das arterielle Blut kann dann nicht mehr durchfließen. Wenn man in dieser Situation nicht operiert, stirbt das Bein ab und muss amputiert werden.

Herzinfarkt

So entsteht ein Herzinfarkt: Normalerweise fließt das Blut mit all seinen Blutplättchen und Blutkörperchen in der »laminaren«, gleichförmigen Strömung durch die Schlagadern. Es bringt den Sauerstoff zu den Muskeln in Armen

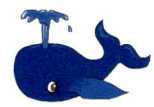

und Beinen, zum Herzmuskel und zum Gehirn. Wenn die Muskeln nicht mit Sauerstoff versorgt werden, sterben sie. Wenn sich an den Wänden der Adern Ablagerungen aus Fett-, Fibrose- oder Kalkstreifen gebildet haben, verlangsamen sie den Blutfluss und bewirken seine Umkehr. Die Blutplättchen, die mit dem Blut durch die Adern fließen, geraten aneinander, verklumpen und bilden ein Blutgerinnsel. Wenn sich dieses löst und zwischen solchen Ablagerungen hängen bleibt, kann es vorkommen, dass es das Blutgefäß komplett verschließt. Die Folge ist: Es kann kein Blut mehr passieren. Der Muskel, der von der entsprechenden Arterie versorgt werden soll, bekommt keinen Sauerstoff, er ringt wie im Todeskampf nach »Luft«.

Wenn es den Herzmuskel betrifft, nennt man dies »Herzinfarkt«. Zum Glück ist in der Regel nicht der ganze Herzmuskel betroffen, da er von mehreren Arterien, den Herzkranzgefäßen, mit Sauerstoff versorgt wird. Das Muskelareal, das von der Sauerstoffversorgung abgeschnitten war, stirbt jedoch ab, wenn nicht sofort Hilfe kommt. Wenn jemand Schmerzen in der Brust hat, die eventuell noch in den Rücken oder in den linken Arm ausstrahlen, sollten Sie den Rettungsdienst (unter der bundesweit einheitlichen telefonischen Notrufnummer 112 ohne Vorwahl) rufen. Jede Minute zählt! Der Betroffene wird sofort in die nächste Klinik gebracht und bekommt eine Infusion mit einem Mittel, das das Blutgerinnsel auflöst. Der Weg zum Muskel ist dann wieder frei und das sauerstoffhaltige Blut kann passieren. Der Mensch ist gerettet.

Folgen von Arterienverkalkung

Schlaganfall

Wenn nicht die Herzkranzgefäße, sondern die Halsschlagadern von der Arterienverengung betroffen sind, kann es zum Schlaganfall kommen. Wenn ein Mensch plötzlich verschwommen redet, die Kraft in seiner Hand plötzlich wie weggeblasen ist, sodass er die Kaffeetasse fallen lässt, und ein Teil des Körpers schlaff und kraftlos wird, sollten Sie den Nortarzt rufen. Zum Glück hat das Herz mehrere Versorgungsblutgefäße und das Gehirn zwei Halsschlagadern. Selbst wenn eine davon komplett dicht ist durch Arteriosklerose oder Blutgerinnsel, kann über ein ringförmiges Verbindungssystem von Blutgefäßen eine Blutumleitung geschaffen werden. Dadurch bekommt auch die Gehirnhälfte, die von der verstopften Arterie hätte versorgt werden sollen, über die gesunde Seite Blut. – Mit dieser Art von Notfallaggregat, das anspringt, wenn der Strom ausfällt, kann eine »Notversorgung« aufrecht erhalten werden.

Das metabolische Syndrom

Von metabolischem Syndrom spricht man, wenn Übergewicht mit hohem Blutdruck, Fettstoffwechselstörungen und Blutzuckerspiegelstörungen einhergeht. 20 bis 30 Prozent der Deutschen sind davon betroffen. Viele entwickeln bereits als Kind Schäden an den Blutgefäßen und ein frühes Risiko, später an Herzinfarkt oder an einem Schlaganfall zu sterben.

Ursache dafür sind Fett- und Zuckerablagerungen an den Gefäßwänden; dadurch verengen sich diese, Herzinfarkt und Schlaganfall können die Folge sein. Das Gehirn zum Beispiel muss wie eine Wiese regelmäßig »begossen«, d.h. über das Blut mit Sauerstoff und anderen Nährstoffen versorgt werden. Wenn eine Ecke einer Wiese nicht regelmäßig beregnet wird, vertrocknet sie und es dauert lange Zeit, bis sich dort wieder Grün ansiedelt. So verhält es sich auch mit dem Herzen und dem Gehirn: zerstörte Areale bilden funktionsloses Narbengewebe. Insofern ist die »Pflege« unserer Gefäße eine lebenslange Aufgabe und deshalb ist auch der Verzicht auf Nikotin, das bekanntlich die Gefäße verengt, überaus wichtig.

Wenn in der Familie solche Krankheiten oder Todesfälle durch entsprechende Krankheiten aufgetreten sind, müssen regelmäßig Kontrolluntersuchungen der Blutwerte, des Blutdrucks und des Zustands der Blutgefäße erfolgen. Durch moderne Methoden ist das heute problemlos möglich.

Fettleber

Die Leber ist das Chemiewerk des Körpers, in dem körperfremde Nährstoffe (von Tieren und Pflanzen) in menschliche umgebaut werden. Überzählige Fette werden dort »abgeschöpft« und im Gewebe eingebaut. Früher brachte man diese gefährliche Krankheit in Zusammenhang mit Alkoholmissbrauch. Heute ist bekannt, dass sie auch Folge von Übergewicht, Diabetes mellitus und erhöhten Blutfettwerten sein kann.

Viele übergewichtige Kinder weisen bereits eine Fettleber auf –, und gehen damit das Risiko einer chronischen Leberentzündung, einer Fettleber-Hepatitis, ein, die eventuell später zur gefährlichen Leberzirrhose führen kann. Lassen Sie deshalb regelmäßig die Leberwerte beim Arzt testen. Wenn Sie Bescheid wissen, können Sie handeln: Schlechte Werte können sich wieder ändern, denn die Leber kann sich durch Ernährungsumstellung und Gewichtsstabilität erholen!

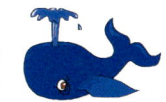

Diabetes mellitus Typ 2, Altersdiabetes

Als Diabetes mellitus Typ 2 wird in der Regel die Entgleisung des Stoffwechsels im höheren Erwachsenenalter genannt – im Volksmund auch als Altersdiabetes bekannt.

Die Typ 2-Diabetiker produzieren selbst eigentlich genug Insulin in ihrer Bauchspeicheldrüse, wenn sie normalgewichtig sind. Das sind dicke Menschen aber nicht, und das bedeutet: Die Insulinmenge reicht für das erhöhte Körpergewicht nicht aus oder aber es kommt zu reaktiv erhöhtem Insulinauswurf (sogenanntem Hyperinsulinismus) und dieser geht einher mit starkem Hungergefühl: Dann wird noch mehr gegessen, der Mensch nimmt zu ...

Man glaubt es kaum: Es gibt schon Kinder, die von »Altersdiabetes« betroffen sind. Bei Kindern und Jugendlichen tritt er vor allem durch eine hochkalorische Ernährungsweise auf. Durch ständige Kalorienaufnahme wird der Körper zu Hochleistungen angetrieben, die insulinproduzierenden Zellen laufen auf Hochtouren und »vergessen«, sich eine Pause zu gönnen. Dazu kommt, dass die Insulinempfindlichkeit der Zellen abnimmt. All das führt letztlich dazu, dass der Blutzuckerspiegel unkontrolliert steigt und sich daraus auf Dauer diabetische Zustände schon im Kindesalter entwickeln.

Kinder mit Diabetes mellitus Typ 2 müssen regelmäßig zu ihrem Kinder- und Jugendarzt gehen, der die Behandlung und die Kontrolluntersuchungen durchführt. Wenn die betroffenen Kinder dann lernen, wie man sich besser ernährt, sich mehr bewegt und sie ihr Gewicht stabilisieren oder abnehmen, verbessern sich häufig ihre Blutwerte und sie können nach Rücksprache mit ihrem behandelnden Arzt ihre Medikamente reduzieren.

Die »Zuckerkrankheit« ist auf dem Vormarsch. Heute sind zunehmend Übergewichtige und adipöse Kinder von dieser folgenschweren Erkrankung betroffen.

Gicht

Heute wird Gicht in Zusammenhang mit Wohlstandserkrankungen genannt. Ursache ist der Verzehr von purinreichen Lebensmitteln (Fleisch, besonders Innereien), die im Blut zu einem Anstieg des Harnsäurespiegels und in den Gelenken zu schmerzhaften Ablagerungen von Harnsäurekristallen führt. Da Übergewichtige einen sowieso ungünstigen Harnsäurestoffwechsel haben, sind sie häufiger betroffen als Normalgewichtige. Eine Normalisierung des Körpergewichts kann meistens den Harnsäurespiegel wieder senken.

Gelenk- und Haltungsschäden

Viele übergewichtige Kinder klagen nicht nur beim Schulsport über Gelenk-probleme und nicht nur nach langem Sitzen in der Schule oder vor dem Fern-seher über Rückenschmerzen. Das Gewicht drückt auf die noch nicht ausge-reiften Gelenke und schädigt sie. Verschleiß wie beim alten Menschen ist die Folge. Das Fußgewölbe kann die Körpermasse nicht mehr halten, Knick-, Spreiz-, und Senkfüße sind die Folge. Auch die Wirbelsäule wird wesentlich stärker beansprucht als bei Normalgewichtigen. Wenn gleichzeitig die Mus-kulatur und der Stützapparat durch Bewegungsmangel unterentwickelt sind, können Rückenschmerzen, Haltungsschwächen und später vielleicht sogar chronische Haltungsschäden entstehen.

Hier kann man durch Kraft- und Ausdauertraining vorbeugen und helfen. Besonders geeignet sind Sportarten wie Radfahren, Schwimmen, Rudern oder Walken. Nicht aber Joggen, das kann den Gelenken schaden. Gewichts-reduktion ist ebenso hilfreich.

Das gefährliche Bauchfett

Vielleicht haben Sie schon einmal etwas von der Apfel- und der Birnenform bei Übergewicht gehört oder gelesen. Die sogenannte Apfelform charakteri-siert den typischen »Bierbauch« eines Mannes, der ansonsten durchaus schlank sein kann, sie kann aber auch Frauen betreffen. Die Birnenform der Fettsucht bezeichnet eher die Variante, die mit der »Bauch-, Beine- Po«- Gym-nastik abtrainiert werden soll. Sie betrifft eher Frauen und zeichnet sich durch Fettpolster unterhalb der Taille ab. Gefährlicher für die Gesundheit ist die »Apfeltyp«–Form, denn man hat festgestellt, dass die Wahrscheinlichkeit für Erkrankungen durch das Übergewicht (z.B. Herzinfarkt, Bluthochdruck, Diabetes, Gicht und Stoffwechselerkrankungen wie z.B. ein erhöhter Choles-terinspiegel) bei der Apfelform höher liegt. Erklärt wird dies mit der Vertei-lung von Bauchfettgewebe und dem Fettgewebe, das sich unter der Bauch-muskulatur befindet. Bei der Apfelform wird das Fett stark zwischen den Organen im Bauchraum, unterhalb der Bauchmuskulatur, abgelagert. Die dort vorherrschenden Fettzellen können Stoffe aussenden, die in der Leber die Produktion von Triglyceriden (Fetten) fördern. Dadurch kommt es zur Ver-fettung der Organe und zu pathologischen Stoffwechselveränderungen. (Bewegt man sich jedoch regelmäßig, wie beispielsweise Sumoringer, so wird das Fett unter der Bauchmuskulatur sehr gering gehalten und somit die Organe weniger belastet.) Fett, insbesondere wenn es am Bauch sitzt, über-nimmt nicht nur die Rolle eines Energiespeichers. Es wird heute von Experten

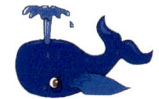

als eigenständiges Organ angesehen, das verschiedene Botenstoffe produziert, die eine chronische Entzündung hervorrufen und die Arterioskleroseentstehung begünstigen können. Durch seine insulinsenkende Wirkung fördert es die Entstehung von Diabetes und bildet Substanzen, die einen schlechten Einfluss auf den Blutdruck sowie die Blutgerinnung haben.

Wenn das Fett weg oder reduziert ist – durch mehr Bewegung und ausgewogene Ernährung –, ist auch meist die Gefahr vorüber.

Darmerkrankungen, Verstopfung

Übergewichtige leiden mitunter an Verstopfung oder Darmerkrankungen. Es gibt verschiedene Darmerkrankungen und -beschwerden. Einige davon lassen sich durch eine Änderung der Ernährungsgewohnheiten günstig beeinflussen.

Das häufigste Darmproblem ist die Verstopfung, der harte Stuhl. – Ein heikles Thema, über das viele nicht sprechen mögen, weil es ihnen peinlich ist, das aber viele Menschen, auch Kinder betrifft. Jeder kennt das besonders auf Reisen: Man kann einfach nicht aufs Klo, obwohl man das Gefühl hat, man könnte platzen und der letzte Stuhlgang schon drei Tage her ist.

Zunächst sei gesagt: Was normal ist, ist sehr unterschiedlich. Bei dem einen sind dreimal täglich Stuhlgang normal, bei dem anderen einmal Stuhlgang nur alle drei Tage. Auch die Konsistenz des »Stuhls« kann von weich bis hart variieren, die Farbe von hellbraun bis fast schwarz. In der Regel ist geformter Stuhl von mittelbrauner Farbe einmal täglich gut im Rahmen.

Sie sollten den Arzt um Rat fragen,

- wenn der Stuhlgang über längere Zeit häufiger als dreimal täglich oder seltener als einmal alle drei Tage auftritt,
- wenn der Stuhlgang über längere Zeit breiig bis flüssig oder kugelig hart ist,
- wenn die Farbe über längere Zeit hellbraun, beige, fast weiß oder schwarz ist,
- wenn Bauchschmerzen oder Schmerzen am Darmausgang bei der Entleerung auftreten.

Die häufigste Ursache von Verstopfung ist eine falsche Ernährung:

- zu wenig Ballaststoffe (faserige Pflanzenstoffe, die in Obst und Gemüse enthalten sind)
- zu wenig Vollkornprodukte (z.B. Vollkornnudeln, Vollkornreis, Vollkornbrot)

- zu viel Weißmehlprodukte
- zu viel vorgefertigte Nahrungsmittel
- zu wenig Flüssigkeit

Striae

Striae sind Dehnungsstreifen, d.h. Narben von Rissen im Bindegewebe der Haut. Am häufigsten bekannt sind sie als Schwangerschaftstreifen bei einer Mutter; ähnliche Dehnungsstreifen bekommen junge Mädchen, bei denen in der Pubertät die Brust stark gewachsen ist. Kinder, die einen Längenwachstumsschub hatten, d.h. in kurzer Zeit viel gewachsen sind, weisen oft quergestellte Dehnungsstreifen am Rücken auf.

Bei übergewichtigen Kindern muss sich die Haut nicht nur wegen des Längenwachstums, sondern auch wegen des »Dick-Werdens« sehr stark dehnen. Normalerweise ist die menschliche Haut elastisch, doch bei einer sehr schnellen und sehr starken Gewichtszunahme wird die Haut »überdehnt« und das Gewebe reißt. Diese Hauteinrisse quellen erst rötlich hervor, später geht die Schwellung zurück, die rötliche Farbe verblasst und es bleibt eine weißliche Narbe.

Mögliche Folgen von Übergewicht
Langfristig:
- Bluthochdruck
- Herzinfarkt, Schlaganfall
- Zuckerkrankheit, Fettstoffwechselstörung, Gicht
- Gelenkschäden
- Verkürzte Lebenserwartung

Mittelfristig:
- geringere Chancen für eine gute Berufsausbildung
- demzufolge geringeres Einkommen
- Schwierigkeiten bei der Partnersuche

Kurzfristig:
- Hänseleien, Isolation, Stigmatisierung
- Geringes Selbstwertgefühl
- Eingeschränkte Lebensqualität

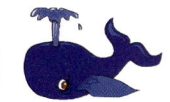

Warum Kinder ihr Übergewicht stört

Dicke Kinder denken genau wie dünne Kinder nicht an Krankheiten. Deshalb wird bei Moby Dick-Therapien nicht mit den Kindern, sondern nur mit den Eltern darüber geredet. Kinder leben heute und jetzt. Es interessiert sie nicht im Geringsten, ob sie später an Herzinfarkt oder Krebs sterben oder einfach tot umfallen. Auch dass man durch Übergewicht sein Leben verkürzen könnte, ist ihnen gleichgültig; ob sie 40, 50 oder 60 Jahre alt werden, können sie sich sowieso nicht vorstellen – über 30-jährige Erwachsene gelten für sie ohnehin als alt.

Kinder denken nicht wie Erwachsene an die gesundheitlichen Folgen von Übergewicht. Das Übergewicht stört sie aus ganz anderen Gründen: Übergewicht ist einfach »uncool«. Sie können beim Sport nicht so mithalten wie schlanke Kinder, beim Fußball bekommen sie den Ball nicht mehr zugespielt, der Trainer stellt sie nur noch als Torwart auf. Beim Fangenspielen erwischen sie niemanden, beim Rennen sind sie immer die letzten. Die Mädchen stört besonders, dass schicke Klamotten nicht passen und bauchfrei bei ihnen scheußlich aussieht. Und: Hauteinrisse (Striae) verunstalten den ganzen Körper, Jungen bekommen einen weiblichen Brustansatz. Beides hat zwar keinen unmittelbaren Krankheitswert, kann aber wie die vorher genannten Gründe Anlass für Hänseleien und dumme Sprüche sein.

Lucas' Mutter: »Dass er ein Einzelkämpfer ist, wusste ich, aber wie sehr er leidet, hat mir erst seine Lehrerin klargemacht.«

Dicke Kinder sind unbeliebter als dünne. Bei Testbefragungen geben Jungen und Mädchen an – auch solche, die selbst übergewichtig sind –, dass sie zum Freund oder zur Freundin lieber ein dünnes als ein dickes Kind hätten.

Das bedeutet ganz klar: Im Vordergrund steht für Kinder und Jugendliche die psychosoziale Belastung: Sie leiden unter den Reaktionen ihrer Umwelt, die sie häufig wegen ihres Aussehens und Verhaltens ablehnt. Die Folgen für die Persönlichkeit des Kindes bleiben nicht aus: ein niedriges Selbstwertgefühl mit erhöhtem Risiko für psychosoziale Entwicklungsprobleme und Essstörungen.

Lucas' Mutter: »Er tat mir so leid mit seinen Hautrissen am ganzen Körper, aber ich wusste nicht, wie ich ihm helfen konnte.«

Der Trend zum Übergewicht ist und bleibt vorerst ungebrochen. Immer mehr Kinder werden dick. Die Betroffenen gehen, meist unwissentlich, ein hohes gesundheitliches Risiko ein. Rückenschmerzen, Gelenkverschleiß, Herz- Kreislauf-Erkrankungen sowie Diabetes mellitus Typ 2 sind vorprogrammiert. Nicht zu vergessen sind die sozialen Folgen bei übergewichtigen Kindern: Hänseleien auf dem Schulhof und Spitznamen wie »Schwabbel« oder »Tonne« führen zu seelischem Druck.

Die Präventions- und Therapiemaßnahmen von Moby Dick

Angesichts der Tatsache, dass ein Großteil der übergewichtigen Kinder auch im Erwachsenenalter adipös bleibt, sind Präventions- und Therapiemaßnahmen gerade in jungen Jahren besonders wichtig. Günstig wirkt sich hier aus, dass Kinder dadurch, dass sie sich noch in der Entwicklung befinden, besser als Erwachsene in der Lage sind, ihr Verhalten und ihre Gewohnheiten langfristig zu ändern.

Übergewichtige Kinder brauchen wirksame Hilfe. In Hamburg wurde deshalb vor zehn Jahren das Gesundheitsprogramm »Moby Dick« für übergewichtige Kinder und Jugendliche unter ärztlicher und pädagogischer Leitung ins Leben gerufen. Angeschoben als »Zielpatenschaft« der Hamburger Gesundheitsbehörde und gestartet als Pilotprojekt mithilfe der Arbeiterwohlfahrt, wurde es in enger Zusammenarbeit mit Vertretern des Deutschen Kinder- und Jugendärzteverbandes und der Deutschen Adipositasgesellschaft aufgebaut.

Warum Moby Dick?

Moby Dick, der dicke Wal in dem Roman von Herman Melville, der von allen verfolgt und geärgert wurde, ist letztlich am Ende als Sieger übrig geblieben. Alle Verfolger sind gescheitert. Dies soll das Bild sein, das das Therapieprogramm den übergewichtigen Kindern geben will.

Bei Moby Dick werden Körpergefühl, Selbstbewusstsein und die Persönlichkeit der Kinder gestärkt. Sie sollen körperlich und seelisch so stark werden wie Moby Dick. Sie sollen am Ende nicht als Verlierer, sondern als Gewinner aus jeder heiklen Situation hervorgehen.

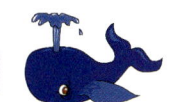

Moby Dick ist inzwischen bundesweit vertreten und hat viele Erfolge vorzu-weisen. Ziel des Moby Dick-Programms ist eine sinnvolle, langfristige Ge-wichtsstabilisierung, keine radikale kurzfristige Gewichtsabnahme.

Die überwiegende Anzahl der Teilnehmer ist nach der Therapie in der Lage, durch ein verändertes Freizeit- und Ernährungsverhalten das Gewicht zu sta-bilisieren und somit die eigene gesundheitliche Disposition zu verbessern. Nach einem Jahr Moby Dick haben durchschnittlich 70% der Kinder und Jugendlichen, die an Moby Dick-Programmen teilgenommen haben, ihren BMI–SDS[2] gesenkt, d.h. sie sind mehr in die Höhe als in die Breite gewachsen. 60% können ihre Erfolge langfristig halten.

Bei Moby Dick werden die Familien der Kinder neben der Gruppentherapie auch sehr individuell beraten! Der Ablauf und die Häufigkeit der Familienge-spräche wird von den Bedürfnissen der adipösen Kinder und deren Familien abhängig gemacht. In einem Jahr Moby Dick werden zusätzlich zu den Einzel-gesprächen mit dem Gruppenleiter grundsätzlich drei zentrale Gesprächs-termine angeboten, bei denen Gewichts- und Persönlichkeitsentwicklung ermittelt wird: Beim Einstieg in das Programm, nach 6 sowie nach 12 Mona-ten.

Im ersten Gespräch berichten Eltern und Kinder zunächst, welche Erfah-rungen sie mit dem Übergewicht und eventuellen Abnehmversuchen gemacht haben und was sie sich für das Jahr Moby Dick vornehmen. In den weiteren Gesprächen werden Fragen zur Änderung des Ernährungs- und Bewegungsverhaltens gestellt. Für diese Gespräche gilt folgender Ge-sprächsleitfaden:

■ Welche Ziele sind vereinbart worden?
■ Wurden diese Ziele erreicht?
■ Warum wurden Ziele erreicht bzw. nicht erreicht?
■ Welche neuen, realistischen Zielvereinbarungen werden getroffen?
■ Wie hat sich das Gewicht des Kindes entwickelt?
■ Welche positiven Veränderungen wurden unternommen?
■ Welche Gründe liegen vor, die zu einem Mindererfolg bzw. zur Gewichts-zunahme führten?
■ Wie gestaltet sich die Lebensmittelauswahl der Kinder?
■ Wie sieht die Mahlzeitenfolge aus?

2   siehe Glossar S. 199

- Wie gestaltet sich der Bewegungsalltag der Kinder?
- Welche Sportangebote nehmen sie in ihrer Freizeit wahr?
- In welchem sozialem Umfeld lebt das Kind (Schule, Familie, Freunde ...)?
- Braucht es in diesem Bereich ggf. weitere Hilfestellungen?

Während des Gesprächs können Unsicherheiten, wie z.B. hinsichtlich der Lebensmittelauswahl besprochen werden. Häufig helfen auch Rezeptvorschläge weiter. Wichtig bei diesen Gesprächen ist, die Familien zu motivieren. Den Eltern kann die Frage gestellt werden: »Was hat Ihr Kind in letzter Zeit besonders gut gemacht?« Sie dient auch dazu, dass Eltern ihr Kind nicht nur als dickes Kind sehen.

Um individuelle Problemlösungsstrategien zu entwickeln, sind folgende Fragen hilfreich:

Fragen für Kinder:
- Was machst du, wenn Süßigkeiten herumliegen?
- Was sagst du, wenn dir jemand etwas zu essen anbietet, du aber bereits satt bist?
- Sprichst du mit Freunden über dein Gewichtsproblem?

Fragen für Eltern:
- Was antworten Sie Oma/Opa auf die Frage:
  »Warum isst das Kind keine Torte? Schmeckt es ihm etwa nicht mehr bei uns?«
- Was erwidern Sie auf die Aussage:
  »Schokolade hat noch keinem Kind geschadet. Es wird ja wohl mal welche essen dürfen.«
- Was sagen Sie auf die Aussage:
  »Du mit deiner gesunden Ernährung. Das Kind hat ja gar keine Freude mehr.«
- Was machen Sie mit geschenkten Lebensmitteln?
- Wer könnte in der Familie Vorbild bezüglich des Essverhaltens sein?
- Werden Sie von weiteren Bezugspersonen des Kindes unterstützt?
- Wie reagiert Ihr Kind, wenn Sie sein (Ess-)Verhalten beeinflussen wollen?
- Bekommen schlankere Geschwister mehr Süßigkeiten?
- Wie sieht Ihr eigenes Essverhalten aus?

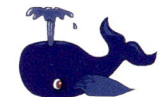

Die Rückfallprophylaxe ist ebenfalls Bestandteil der Gespräche. Es wird deutlich gemacht, dass regelmäßige Gewichtskontrollen wichtig sind, um den Gewichtsverlauf zu beobachten. Regelmäßig bedeutet aber nicht, dass das Kind bzw. der Jugendliche jeden Tag auf die Waage steigen muss. Bei Schwierigkeiten wie einer Gewichtszunahme werden Selbstbeobachtungsbögen oder handgeschriebene Ernährungsprotokolle eingesetzt. Das Selbstbeobachtungstagebuch ist einfacher zu handhaben, beim Ernährungstagebuch besteht die Gefahr des »underreporting«, d.h., dass man ohne es zu wollen doch einiges an Eintragungen weglässt. An verschiedenen Stellen des Gesprächs können weitere Aufgaben für die Eltern der Kinder festgelegt werden, damit sie an den bestehenden Problemen weiter arbeiten können.

Der Grund für Übergewicht ist in der Regel ein Ungleichgewicht von Energiezufuhr und Energieverbrauch, d.h. zu viel oder zu fette und kohlenhydratreiche Nahrung (Fast Food, Süßigkeiten, Pasta und Pizza) und ein zu niedriger Bewegungsanteil in der Freizeitgestaltung (Fernsehen, Computerspiele etc). Die ganze überschüssige Energie, die sich dann pro Tag ansammelt, wird als Fettpolster an Bauch und Hüfte gespeichert. – Und so steuert das Kind mit seiner Entwicklung in eine falsche Richtung. Kinder sollten in die Länge wachsen und nicht in die Breite; sie sollten also in gesundem Maße zunehmen!

Moby Dick bietet hierbei konkrete Hilfe. Das einjährige, ambulante Therapieprogramm von Moby Dick, bestehend aus Ernährungsberatung, Kochen, Sport und Verhaltenstraining, soll für Kinder und Eltern ein erster Anfang sein, ihre Ernährung umzustellen und dies möglichst für das ganze Leben beizubehalten.

Die Betreuung erfolgt durch ein fächerübergreifend arbeitendes Team aus Sportpädagogen, Ernährungswissenschaftlern und Pädagogen bzw. Psychologen und bezieht auch die Eltern mit ein (Elternabende, Eltern-Kind-Nachmittage). Bei wöchentlichen Treffen finden die Kinder in Gruppen Gleichaltriger Spaß an Bewegung und Sport sowie an gesunder Ernährung.

Bei Moby Dick gibt es kaum Verbote oder strenge Diäten, sondern Animation zur aktiven Alltagsgestaltung und eine Ernährungsumstellung nach dem Prinzip der optimierten Mischkost. Das heißt: viel Obst und Gemüse sowie Vollkorngetreide in Form von Brot, Nudeln und Müsli und viel Wasser, Tee oder Saftschorlen.

Die Ziele des Moby Dick-Programms:

- Lust auf soziale Kontakte
- Freude am Gruppengeschehen
- In die Länge statt in die Breite wachsen (Gewichtsreduktion bzw. -stabilisierung)
- Verbesserung der mit dem erhöhten Körpergewicht verbundenen Risikofaktoren
- Linderung von Folgeerkrankungen
- Veränderung des Ess- und Ernährungsverhaltens
- Senkung der Energiezufuhr
- Erreichung einer ausgeglichenen Energiebilanz
- Das eigene Ess- und Ernährungsverhalten bewusst machen, bewerten und korrigieren
- Essverhalten nach dem Prinzip der »optimierten Mischkost«
- Verringerung der körperlichen Inaktivität
- Steigerung der körperlichen Aktivität
- Freude an Bewegung und am eigenen Körper neu entdecken
- Integration in bestehende Freizeit- und Sportgruppen
- Stärkung des Selbstwertgefühls und der Eigenverantwortung
- Langfristige Änderung des Lebensstils

Die Moby Dick-Teilnehmer treffen sich ein Jahr lang an einem Nachmittag in der Woche. Ernährung, Bewegungs- und Verhaltenstraining stehen auf der Tagesordnung. Es finden Gespräche in der Gruppe oder als Einzelgespräch mit jedem Kind statt. Die Eltern sind eng miteingebunden. Auf Fortbildungsabenden erfahren sie, wie sie ihr Kind auf dem Weg in ein schlankeres Leben begleiten können. Auf Eltern-Kind-Nachmittagen stehen sie mit ihren Kindern zusammen am Herd und kochen gemeinsam unter Anleitung von Fachleuten.

Das Besondere am Moby Dick-Programm ist die Kombination aus Qualität, Popularität und Erfahrung. Seit zehn Jahren wird das Programm kontinuierlich verbessert.

Seit Beginn wird das Programm wissenschaftlich begleitet und ausgewertet. Die Ergebnisse der Begleitforschungen fließen in kontinuierliche Verbesserungen ein. So lässt sich erklären, warum Moby Dick auch langfristig wirksam ist.

Der medizinische Dienst der Spitzenverbände der Krankenkassen hat das Therapieprogramm über eine lange Zeit untersucht, geprüft und schlussend-

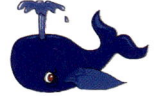

lich »abgesegnet«. Jetzt können die Krankenkassen alles oder zumindest den größten Teil an den zur Zeit 1800 Euro, das die Therapie für ein Jahr pro Kind kostet, bezahlen. Die Modalitäten dafür sind unterschiedlich. Meistens müssen die Eltern zumindest mit einer Monatsrate von 150 Euro in Vorleistung treten und der Krankenkasse gegenüber eine regelmäßige Teilnahme nachweisen, bevor diese die Kosten erstattet.

Neben dem Therapieprogramm wird das halbjährliche Moby Dick-Präventionsprogramm angeboten, das monatlich 103 Euro kostet. Auch hier besteht die Möglichkeit der Bezuschussung durch die Krankenkassen.

Stefanie und Lucas

Ich möchte Ihnen zwei Kinder aus unserem Moby Dick-Programm vorstellen: Stefanie und Lucas.

Stefanie

Stefanie ist 9 Jahre alt und besucht die dritte Klasse in einer Kleinstadt in Niedersachsen. Ihre Mutter ist nicht berufstätig. Stefanies Vater ist beruflich sehr angespannt und häufig auf Dienstreisen. Auch er ist übergewichtig. Er nimmt Medikamente gegen seinen hohen Blutdruck und gegen seine hohen Blutfettwerte. Neulich hat der Arzt zu ihm gesagt, er müsse beruflich kürzertreten, da er sonst seine Gesundheit gefährden würde. Stefanies Vater weiß, wovon er spricht. Sein eigener Vater ist mit 58 Jahren an Herzinfarkt gestorben. Der Arzt hat auch gesagt: »Bei Stefanie wollen wir nicht so lange warten, sie ist jetzt schon übergewichtig und ihr Blutdruck ist zu hoch. Ich gebe Ihnen ein Faltblatt von Moby Dick mit, rufen Sie da mal an. Ich würde an Ihrer Stelle nicht mehr lange warten.«

Der Kinderarzt hat Stefanie gemessen und gewogen. Sie wiegt 50,2 kg bei einer Größe von 1,39 m. Sie ist übergewichtig, beinahe adipös, BMI 26 hat er gesagt. Sie hat bereits hohe Blutdruckwerte – genau wie der Vater. Stefanies Mutter geht regelmäßig mit beiden Kindern zu den Vorsorgeuntersuchungen, bei der ihr das letzte Mal auch die Moby Dick-Broschüre mitgegeben wurde. Die Moby Dick-Therapie soll ein ganzes Jahr dauern, einmal in der Woche müsste Stefanie zur Gruppensitzung. So lange! So aufwendig! Stefanies Mutter dachte, das ginge schneller mit dem Abnehmen. Und krank ist sie ja eigentlich nicht.

Doch die gesundheitlichen Folgen von und die psychischen Probleme wegen des Übergewichts will Stefanies Mutter ihrer Tochter ersparen, deshalb entscheidet sie sich für die Teilnahme an dem einjährigen Gesundheitsprogramm. Sie braucht Stefanie nicht zu überzeugen, diese ist Feuer und Flamme, weil bei Moby Dick die Kinder auch selbst kochen dürfen.

Stefanies Moby Dick-Gruppenleiter sagt rückblickend:

Als Stefanie zu uns kam, war sie gerade 9 Jahre alt geworden und stark übergewichtig. Sie war für ihr Alter sehr verständig und auch motorisch durchaus begabt. Nur ihre Ausdauer ließ sehr zu wünschen übrig. Während der begleitenden Gespräche stellte sich heraus, dass sie viel und schnell aß und eine Vorliebe für Süßigkeiten hatte. Im ersten halben Jahr hatte sie einen leichten BMI Anstieg (26 auf 26,3), den sie bei einem Wachstum von 4 cm in einem Jahr überkompensierte (BMI 25,0). Die nachfolgenden 2 Messungen in den nächsten 2 Jahren zeigten eine Absenkung des BMIs bis zum Normalgewicht.

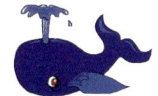

Lucas

Lucas ist viel dicker als Stefanie. Er ist nicht nur übergewichtig, sondern bereits adipös, d.h. fettsüchtig. Stefanie ist zwar wie er zu dick, aber nicht ganz so stark wie Lucas. Trotzdem hat sie bereits hohe Blutdruckwerte, er nicht. Subjektiv fühlt sich Lucas eher krank, objektiv trägt Stefanie durch ihre familiäre Vorbelastung das höhere Risiko. Wer von den beiden ist nun kränker, wer gesünder?

Auf den Elternsprechtagen hat die Lehrerin seiner Mutter einen Flyer von Moby Dick gegeben und ihr geraten, dort einmal anzurufen. Lucas würde unter seinem Übergewicht nicht nur körperlich, sondern auch seelisch leiden. So sitzen sie beide bei einem Informationstreffen zusammen mit anderen übergewichtigen Kindern und deren Eltern bei Moby Dick und lassen sich informieren. Dann wird Lucas bei Moby Dick angemeldet.

Er ist 1,48 m groß und wiegt 63,1 kg. BMI 28,8 hat der Arzt gesagt und hat eine »ärztliche Notwendigkeitsbescheinigung« für das Therapieprogramm ausgestellt. Damit ist die Mutter zur Krankenkasse gegangen und hat gefragt, ob die Krankenkasse die Teilnahme bei Moby Dick bezahlt. Weil Lucas nicht nur übergewichtig, sondern schon adipös ist, soll er an dem einjährigen Moby Dick-Therapieprogramm teilnehmen. Das kostet für ein Jahr 1800 Euro. Zum Glück übernimmt seine Krankenkasse den größten Teil der Therapiekosten, fast 1500 Euro.

Bei dem Informationsgespräch ist Lucas und seiner Mutter klar geworden, dass es nicht einfach nur ums Abnehmen geht. Das ganze Leben muss anders werden, viel aktiver. Es reicht auch nicht, dass Lucas regelmäßig die Moby Dick-Gruppe besucht. Er braucht auf seinem Weg in eine schlankere Zukunft die Unterstützung seiner Eltern, beider Elternteile.

Lucas' Eltern leben getrennt. Die Mutter hat mit ihrem Exmann gesprochen und ihn gefragt, ob er bereit wäre, Lucas zu unterstützen, nicht nur finanziell, nein, er soll auch mit zu den Elternabenden und zu den Eltern-Kind-Nachmittagen gehen. Lucas' Vater hat eine neue Partnerin. Beide wohnen zwar in derselben Stadt, aber rund eine Stunde von Lucas entfernt. Deshalb sehen sich beide nur sehr selten. Glücklicherweise hat der Vater zugestimmt. Er merkt, wie Lucas leidet.

Lucas weiß längst, dass er zu dick ist. Es nervt ihn auch »total«. Schon auf der Grundschule war sein Spitzname »Rollmops«. Jetzt auf dem Gymnasium ist es noch schlimmer. Zwei aus seiner Grundschule sind mit ihm in derselben neuen Klasse und haben seinen Spitznamen dort verbreitet. In der Grundschule hatte er noch ein paar Freunde. Jetzt ist er völlig isoliert.

Montagnachmittag geht er nun zu Moby Dick. Je näher er zur Schule kommt, in der er die Gruppe treffen soll, desto langsamer wird er. Was, wenn er auch hier mit »Rollmops« empfangen wird? Zuerst steht Moby Dick-Sport auf dem Zettel.

Der Sportlehrer begrüßt Lucas: »Hallo Lucas, schön, dass du da bist.« Dann spricht er einen Jungen an, der gerade zur Tür hereinkommt. »Tim, das ist Lucas. Er ist heute zum ersten Mal bei uns. Zeig ihm doch mal, wo es hier langgeht, Du kennst Dich ja schon aus.« »Klar, mach ich, komm mit, Lucas.« Das Eis ist gebrochen. Lucas geht mit Tim in den Umkleideraum. ›Lauter Rollmöpse‹, denkt Lucas, als er die Jungs beim Umkleiden sieht. Einige sind aber doch erheblich schlanker als er. »Die sind schon länger dabei,« sagt Tim, »wie ich.« Lucas denkt: ›Bei Moby Dick sind alle übergewichtig. Da fall' ich gar nicht auf.‹

Lucas' Moby Dick-Gruppenleiter sagt rückblickend:

Lucas kam kurz nach seinem 11. Geburtstag zu Moby Dick. Er war adipös; seine Mutter sagte mit einer gewissen Ironie: »Er war schon immer ein guter Esser, das hat er von mir und seinem Vater.« Lucas bezeichnete sich selbst als unsportlich und als begeisterter Computerfreak. Hänseleien in der Schule und der Wille der Eltern, gemeinsam mit ihm »etwas gegen das Fett zu unternehmen«, hatten ihn zu Moby Dick gebracht. Innerhalb eines Jahres konnte er den BMI von 28,8 auf 27,8 absenken. Die Kontrollmessung nach einem Jahr ergab einen leichten BMI-Anstieg, doch war diese Zunahme auf einen starken Muskelaufbau bei gleichzeitigem Fettabbau zurückzuführen. Das kann man mithilfe der BIA-Methode messen. Die Messung nach einem Jahr hat diese Tendenz verstärkt. Lukas geht inzwischen zweimal in der Woche zum Judo und hat mit einem maßvollen Krafttraining begonnen. Er ist mit einem BMI von 26,2 zwar noch übergewichtig, ist sich aber sicher, in den kommenden Jahren noch weiter Muskeln auf- und Fett abzubauen.

Von der Psyche des Kindes

Gerade übergewichtige Kinder haben Probleme: mit dem Aussehen, mit dem Selbstbewusstsein, mit dem Körper, mit der Lust auf Süßigkeiten, mit der Waage, mit den nicht eingehaltenen guten Vorsätzen. Doch diese Kinder sollen stark werden. Starke Muskeln sollen sie bekommen durch Bewegung und Sport, und psychisch stark sollen sie werden. Verletzte Seelen gesunden durch die Stärkung ihres Selbstbewusstseins: ›Ich werde geliebt, ich bin wertgeschätzt, ich kann Freunde finden.‹

Die Therapie des Übergewichts bei Kindern ist eine Gratwanderung, bei der vieles schieflaufen kann. Einerseits sollen die Kinder dünner werden, andererseits aber auch nicht zu dünn. Deshalb gibt es professionelle Gesundheitsprogramme wie Moby Dick. Bei manchen Kindern liegt aber auch eine massive Essstörung vor. In diesen Fällen bedarf es der Hilfe eines Kinder- und Jugendpsychiaters.

Essstörungen

Alle wollen aussehen wie Heidi Klum, Naomi Campbell und Eva Padberg oder einen Waschbrettbauch haben wie Marcus Schenkenberg. Der Traum vieler 14-jähriger Mädchen wäre: Bill, der Sänger von Tokio Hotel geht auf sie zu und sagt: »Du bist genau mein Typ!« Dieser Traum geht selten, bei übergewichtigen Mädchen ganz besonders selten in Erfüllung. Das geltende Schönheitsideal ist heute eben schlank. Dieses Missverhältnis zwischen Traum und Realität kann großen Einfluss auf die Entstehung einer Essstörung haben.

Normalerweise essen wir, wenn wir Hunger haben und hören auf zu essen, wenn wir satt sind. Menschen mit Essstörungen fehlt die Lockerheit und Freude beim Essen. Die Nahrungsaufnahme wird zu einem Zwang, den sie unter Kontrolle bekommen wollen.

Essen ist eigentlich etwas Schönes. Ist jemand aber »essgestört«, kann es zum Albtraum werden. Das gesamte Leben wird vom Essen gesteuert, es wird zum Lebensmittelpunkt.

Der betroffene Mensch ist krank und benötigt Hilfe. Oft ist es schwierig, genau zu sagen, wann die Krankheit begonnen hat. Hellhörig sollte man werden, wenn sich ein Kind oder Jugendlicher übertrieben mit dem Thema »Essen«, »Nahrung«, »Nicht-Essen« und »Abnehmen« befasst, nicht aufhört,

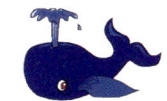

Kalorien zu zählen, sich ständig auf die Waage stellt und über sein Gewicht grübelt.

Eine Essstörung kann bei normalgewichtigen, untergewichtigen und übergewichtigen Kindern vorliegen. Sie sollten sich Rat holen, wenn Ihr Kind folgende Verhaltensweisen zeigt bzw. wenn

1. Ihr Kind in kurzer Zeit riesige Nahrungsmengen zu sich nimmt und Sie nachts den Kühlschrank in »Ketten« legen müssen, damit Sie ihn morgens nicht leer vorfinden. Dann kann Ihr Kind unter einer »Binge Eating Disorder« (Fresssucht)[3] leiden. In diesem Fall wird es in kurzer Zeit sehr viel zunehmen.

2. Ihr Kind abwechselnd große Mengen an Essen in sich hineinstopft, hinterher zur Toilette geht, sich den Finger in den Hals steckt und den Mageninhalt wieder erbricht. Dann leidet es aller Wahrscheinlichkeit nach an Bulimie (Ess-Brech-Sucht). In diesem Fall kann es übergewichtig, normalgewichtig oder untergewichtig sein.

3. Ihr Kind nicht mehr mit Ihnen zusammen essen möchte, ständig Ausreden erfindet wie: »Ich habe schon bei der Freundin gegessen«, »Ich habe für Euch gekocht und schon beim Kochen so viel genascht, dass ich jetzt keinen Hunger mehr habe«. Wenn es anfängt, Abführmittel zu benutzen, einen Zwang entwickelt, unentwegt in Gang zu bleiben und übermäßig viel Sport zu treiben, bewusst jede Kalorie zu zählen, die es aufnimmt oder verbraucht, dann kann es sich um eine Magersucht (Anorexia vernosa) handeln. In diesem Fall wird das Kind immer dünner.

Von Essstörungen sind hauptsächlich Mädchen betroffen, zunehmend aber auch Jungen. Es handelt sich dabei um schwerwiegende Erkrankungen, die dringend behandelt werden müssen, weil sie sonst mit dem Tod enden können! Nehmen Sie die Symptome nicht auf die leichte Schulter, sondern suchen Sie sich umgehend Rat! Der erste Ansprechpartner ist auch hier der Kinder- und Jugendarzt.

Eine Zusammenstellung der am weitest verbreiteten Essstörungen finden Sie auf den folgenden Seiten.

---

3   siehe Glossar S. 198

Die Diagnosekriterien für **Binge Eating (Disorder)** sind:

- mindestens zwei Essanfälle pro Woche über einen Zeitraum von mindestens sechs Monaten
- Kontrollverlust während der Nahrungsaufnahme mit Verlust des Sättigungsgefühls
- Sehr hohe Kalorienzufuhr bei einem Essanfall
- Extrem hastiges Essen (Schlingen)
- Essen bis zu einem starken Völlegefühl
- Der Essanfall wird nicht durch starken Hunger ausgelöst
- Nach dem Essanfall treten Schamgefühle auf, teilweise bis zur Depression
- Die Betroffenen leiden unter den Essanfällen

Die Diagnosekriterien für **Bulimie** (Ess-Brech-Sucht) sind:

- mindestens zwei Essattacken pro Woche über drei Monate hinweg; gegessen werden große Mengen an leicht verzehrbaren und kalorienreichen Nahrungsmitteln
- das Gefühl, das Essverhalten während der Anfälle nicht unter Kontrolle halten zu können
- im Anschluss an das Essen folgt ein Ungeschehen-Machen der Kalorienzufuhr durch selbst induziertes Erbrechen, durch Medikamentenmissbrauch (Abführmittel und/oder Entwässerungstabletten), durch Diät-/Fastenphasen oder durch übermäßige körperliche Betätigung
- andauernde übertriebene Beschäftigung mit Figur und Gewicht
- krankhafte Furcht davor, dick zu werden; scharf definierte, sehr niedrige persönliche Gewichtsgrenze

Die Diagnosekriterien für **Magersucht** (Anorexie oder Anorexia nervosa) sind:

- Gewichtsverlust von 20% vom Ausgangsgewicht innerhalb kurzer Zeit (ca. 3–4 Monate), z.B. 12 kg bei ursprünglich 60 kg bei einer Größe von 1,70 m.
- Gewichtsverlust ist selbst herbeigeführt, z.B. durch streng kontrollierte und eingeschränkte Nahrungsaufnahme, Vermeidung sehr kalorienhaltiger Speisen oder selbst induziertes Erbrechen oder Abführen (anfallsartig)
- ständiges übertriebenes gedankliches Kreisen um Nahrung und Figur
- Perfektionismus
- Hyperaktivität
- Körperschemastörung, d.h. auch bei einem vorhandenen Untergewicht bezeichnen sich Betroffene als »fett«
- Extreme Angst vor Gewichtszunahme
- Fehlende Krankheitseinsicht

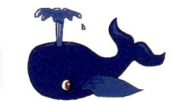

Treffen mehrere der folgenden Aussagen auf Sie oder Ihr Kind zu, dann ist es ratsam, Hilfe zu suchen. Möglicherweise liegt dann eine behandlungsbedürftige Essstörung vor.

- Der Körper wird als zu dick abgelehnt
- Die Gedanken kreisen nur noch ums Essen und die Figur
- Es besteht eine ständige Angst, zu viel zu essen und zuzunehmen
- Das Gewicht wird sehr streng kontrolliert
- Ständiger Vergleich mit anderen Menschen
- Die Nahrungsaufnahme erfolgt nur noch nach Essens- und Diätplänen
- Selbstverbot von lustvollem, spontanem Essen
- Die Leistungserwartung an die eigene Person ist hoch
- Frustessen bei Misserfolgen, Enttäuschungen und negativen Gefühlen
- Essen als Ersatzhandlung statt zur Sättigung
- Maßloses Essen
- Kein Gefühl für die richtige Menge
- Kein Hunger- oder Sättigungsgefühl
- Unkontrollierte, hemmungslose »Fressatacken«
- Selbstausgelöstes Erbrechen nach dem Essen

Dicke Kinder sind verletzbar

In der Realität sind Dicke häufiger »Verlierertypen« als Dünne. Übergewichtige Kinder sehen sich Tag für Tag Anfeindungen, Hänseleien, körperlichen und verbalen Attacken ausgesetzt. Es sind die Mitschüler, die sie auf dem Schulhof ärgern, es sind aber auch Erwachsene, die unüberlegt reagieren. Ein Sportlehrer kann mit einer, vielleicht sogar freundschaftlich oder kumpelhaft gemeinten Bemerkung wie: »Jetzt setz doch mal deine Massen in Bewegung!«, dazu beitragen, dass das übergewichtige Kind aus Angst vor weiteren kränkenden Bemerkungen jeder sportlichen Betätigung aus dem Weg geht.

Eine Schülerin, die eine übergewichtige Mitschülerin beim Eintritt in den Klassenraum mit der Bemerkung empfängt: »Was willst Du denn hier, du Grundschulpanzer?«, kann bewirken, dass die Mitschülerin den Kontakt zu Gleichaltrigen aus Angst, wieder beleidigt oder ausgegrenzt zu werden, meidet. Dicke Kinder geraten häufig in eine »Opfertypenrolle«. Lehrer können ein Lied davon singen: In jeder Klasse gibt es bei Auseinandersetzungen Täter und Opfer, Sieger und Verlierer. Das wäre nicht weiter schlimm, denn Auseinandersetzungen und Streitereien sind in der Schule an der Tagesordnung. Wenn jeder mal »Täter«, »Sieger« und jeder mal »Opfer«, »Verlierer« sein würde, wäre die Sache ausgeglichen. Aber man kann feststellen, dass immer dieselben Schüler siegen und immer dieselben verlieren. Leider sind allzu oft die Dicken die Opfer, die Verlierer.

Nicht nur bei übergewichtigen Kindern leidet mitunter die Seele. Werden Sie hellhörig,

- wenn Ihr Kind häufig traurig ist und es eigentlich keinen erkennbaren Grund dafür gibt.
- wenn Sie plötzlich feststellen, dass Ihr Kind keine Freunde hat, keine neuen findet, den Kontakt zu alten Freunden abgebrochen hat oder völlig isoliert ist.
- wenn Ihr Kind oft nicht ein- oder durchschlafen kann, sich nachts mit Albträumen quält und morgens völlig »gerädert« ist.
- wenn die Schulnoten plötzlich »absacken« oder Sie von der Lehrerin oder dem Kind nahestehenden Personen darauf angesprochen werden, dass mit Ihrem Kind etwas nicht stimmt.

Wenn das der Fall ist, dann sollten Sie sich kompetenten Rat holen. Ansprechpartner ist der Kinder- und Jugendarzt, der, wenn es notwendig ist, einen Psychologen zurate zieht.

Soweit muss es aber nicht kommen. In vielen Fällen reicht es schon, wenn Sie einen »guten Draht« zu Ihrem Kind haben. Dann werden Sie Veränderungen selbst feststellen und können darauf rechtzeitig richtig reagieren. Merken Sie, ob Ihr Kind Kummer hat? Kennen Sie die Stärken Ihres Kindes? Kennen Sie seine Freunde?

Die Welt erleben mit allen Sinnen

Dicke Kinder sind oft auch träge. Und die Eltern sind oft ungeduldig und sagen: »Kannst du nicht mal dies ...« oder »versuch doch mal das ...« Da sich, wie im vorhergehenden Kapitel beschrieben, das Kind oft als Verlierer fühlt, zieht es sich mehr und mehr zurück und wird passiv. Es konsumiert Musik, Filme, Computerspiele und taucht in eine virtuelle Erlebniswelt ein, statt selbst mit allen fünf Sinnen (Schmecken, Sehen, Riechen, Tasten, Hören) seine Welt zu erleben.

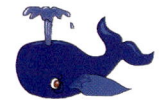

Daheim im Zimmer zu sitzen und zu konsumieren ist etwas anderes als

- sich die Finger zu verbrennen, wenn man versucht, ein Lagerfeuer für einen geselligen Abend zu entzünden,
- verschiedene Vogelstimmen unterscheiden zu lernen oder einem Trupp Eichhörnchen beim Frühstücken am Waldrand zuzusehen (hierzu muss man nur früh aufstehen),
- mit den Füßen im Schlick zu stecken oder zu versuchen, mit den Händen an einer kleinen Felswand hochzuklettern,
- Nägel einzuschlagen, um ein Baumhaus zu bauen,
- sich im Wasser zu bewegen (im Schwimmbad, im Meer oder in einem See),
- beim Zubereiten eines Obstsalates oder Kuchens zu naschen,
- auf einer Wanderfahrt mit dem Kanu- oder Ruderboot verschiedene Landschaften vom Wasser aus zu sehen,
- auf einer Radtour die Gerüche von Stadt und Land, von Wald und Moor oder Heide zu unterscheiden.

Viele Jugendliche geben an, dass sie den Geruch von frisch gesägtem Holz oder Harz mögen. Lassen Sie nicht zu, dass Ihrem Sohn oder Ihrer Tochter Sinneserlebnisse nur noch in Ausnahmesituationen passieren. Das Leben wird meist schöner, wenn es mit allen Sinnen intensiv erlebt wird. Intensives Erleben auf den Gebieten des Hörens, Schmeckens, Riechens, Sehens und Tastens ist eine wichtige Grundlage für Glücksgefühle aller Art im Leben.

Belassen Sie es als Eltern nicht beim Appell, wenn Sie Ihren Kindern helfen wollen, sondern »erleben« Sie erst einmal eine ganze Weile gemeinsam mit den Kindern mit allen Sinnen. Wenn Sie nicht dahinterstehen, dann tun es Ihre Kinder auch nicht.

Und versuchen Sie nicht vieles auf einmal, sondern halten Sie einige Aktivitäten konsequent durch. Auch wenn Ihr Kind ein Musikinstrument lernt, sollte nicht nach einem halben Jahr, wenn erste Schwierigkeiten auftreten und mehr Übung erforderlich wird, dem Frust des Kindes sofort entsprochen und auf ein anderes Instrument gewechselt werden. Beim Überwinden der ersten Schwierigkeiten treten die ersten positiven Erlebnisse und Ergebnisse auf. Das gilt auch für gewählte Sportarten oder die Teilnahme an Jugendgruppen. Denn Aufgeben bedeutet wieder einen Schritt in Richtung Versagensgefühl.

Lebensphasen der Kinder

Grundsätzlich gilt: Alle Lebensphasen, die Kinder durchlaufen, sind für sie bedeutsam, und je früher eine Störung einsetzt, desto negativer wirkt sie sich auf die Gesamtentwicklung des Kindes aus. An dieser Stelle möchte ich zunächst einige Worte zur Entwicklung von Kindern sagen:

Früher nahm man an, dass Kinder im Säuglingsalter unfertige oder unreife Wesen sind, die im Wesentlichen essen und trinken und sauber gehalten werden müssen, damit sie gedeihen. Man sprach ihnen eine eigene Persönlichkeit weitgehend ab. Inzwischen weiß man, dass Kinder aller Alters- und Geschlechtsgruppen ganz eigenständige Persönlichkeiten sind und z.B. schon Babys sehr wohl unterscheiden können, ob die Mutter oder der Vater auf ihr Lächeln mit einem Lächeln reagiert oder mit Unlust oder es missversteht: Wenn beispielsweise ein kleines Kind Lust hat zu kommunizieren, lächelt, strampelt, und der Mutter oder dem Vater die Ärmchen entgegenstreckt, die Eltern dies aber so deuten, dass das Kind Hunger hat und ihm dann etwas zu essen geben, dann kann es schon frühzeitig zu Missverständnissen in der Familie kommen in dem Sinne, dass Kommunikation an das Essen gekoppelt wird.

Ein bis zu einem Jahr altes Kind erlebt eine »Mundwelt«: Mit dem Mund wird alles erlebt, in den Mund alles gesteckt, ohne dass das Kind Hunger hat. Auf dieses »Munderleben« sollten Eltern nicht reagieren, indem sie dem Kind die Gegenstände wegnehmen nach dem Motto »in den Mund gehört nur Essen«. Man sollte das Kauen, Belecken und Besabbern als wichtigen Schritt der Kleinkinder zur Erkundung ihrer Umgebung akzeptieren und sollte nur darauf achten, dass keine kleinen verschluckbaren Teile oder sehr unhygienisches Material im Mund des Kindes landen. Wenn Kinder in dieser wichtigen Phase der Welterkundung gebremst werden, dann entwickeln sie möglicherweise Vertrauensdefizite in ihr eigenes Können.

Das setzt sich im zweiten und dritten Lebensjahr fort; in dieser Zeit entfalten sie mehr und mehr ein eigenes Ich. Sie nehmen Nähe und Distanz, Sicherheit und Erregung, vertrauensvolle Annäherung und Wut, Neugier und ängstliche Schutzsuche wahr. In diesem Alter ist es wichtig für die Kinder, dass sie mit diesen verschiedenen Gefühlsregungen umzugehen lernen. Wir Erwachsenen sollten wissen, dass alle diese Gefühle zum Leben gehören und dass wir sie den Kindern nicht »verbieten« können. Auch in dieser Phase gilt: Trost, Ablenkung oder Aufmunterung sollten nicht regelmäßig durch Trinken oder »Naschi« erfolgen, sondern durch verbale oder körperliche Zuwendung.

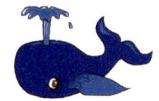

In dieser Phase entscheidet sich auch oft, ob ein Kind autonom (selbstständig) wird und sich traut, auf die Dinge zuzugehen, sie selbst auszuprobieren. Sind Eltern hier zu autoritär oder zu ängstlich, entwickelt sich eine Atmosphäre der Ängstlichkeit. Wird alles missbilligt oder findet alles Nichtbeachtung, was mit Erkundungsdrang und Neugier zu tun hat, oder wird solches Verhalten gar bestraft, verliert das Kind das Vertrauen zu sich selbst, wird unsicher, zieht sich zurück und entwickelt Strategien, seine Frustration zu kompensieren. Essen ist eine solche Strategie. Eltern sollten also durchaus zulassen, dass ein Kind erkundungsfreudig ist – da müssen die Eltern eben »durch«. – Das heißt nicht, dass ein Kind keinen festen Rahmen und verbindliche Regeln braucht.

Im Alter zwischen 3 und 6 Jahren finden erste Identifikationen der Kinder mit ihren Eltern statt, z.B. möchte der Sohn so sein wie sein Vater oder die Tochter wie die Mutter. Wenn ein Vater sich beispielsweise einen Sohn gewünscht hatte, stattdessen aber eine Tochter bekam, kann es sein, dass das Mädchen dies spürt und alles daransetzt, die Zuneigung des Vaters zu gewinnen, indem es sich wie ein Junge verhält. Andersherum kann ein Sohn sich als solcher nicht vom Vater anerkannt fühlen und wendet sich in der Folge der Mutter zu, weil er sich von dieser weniger überfordert fühlt. Die elterlichen Beziehungsangebote schließen stets die Forderung ein: Sei so, wie ich dich gerne hätte; sei nicht so, wie ich dich nicht mag. Daraus können für ein Kind Konflikte resultieren. Eltern sollten dies wissen und ihr Kind versuchen zu verstehen und auch sich selbst und ihr eigenes Anspruchsdenken dem Kind gegenüber selbstkritisch überdenken. Söhne sind eben noch keine kleinen Männer und Töchter nicht die Miniaturausgaben ihrer Mütter. Sie entwickeln sich bereits früh als eigenständige Persönlichkeiten, die zwar durch das soziale Umfeld, insbesondere durch die Herkunftsfamilie, geformt werden, die wir aber nicht verbiegen sollten. Wenn ein Junge oder ein Mädchen schon im Vorschulalter den Kummer in sich hineinfrisst, sollte dies Grund zum Nachforschen sein, was sich an der Erziehung verbessern lässt.

In der Schulzeit kommt es zu einer Weiterentwicklung des bisher Erreichten, insbesondere aber zu einer geschlechtsspezifischen Entwicklung, das heißt zur Identifizierung mit dem weiblichen oder männlichen Geschlecht. Mädchen wollen sich meistens mit der Mutter identifizieren und ihr ähnlich sein, während Jungen darum kämpfen, eben nicht so zu sein wie die Mutter. Sie wollen es oft den Männern nachtun und treten in Rangeleien und vergleichenden Spielen und Wettkämpfen gegeneinander an. Der Vater spielt hierbei eine wichtige Rolle, hat er doch bereits früh die Funktion des Dritten in der

Familie und bewirkt, dass die enge Mutter-Kind-Beziehung langsam gelockert wird und Sohn/ Tochter auch eine weitere Meinung und andere Einflüsse bei sich zulässt. Für die Entwicklung des Jungen ist das männliche Selbstverständnis des Vaters von großer Bedeutung, ebenso wie seine Beziehung zur Mutter. Darüber hinaus ist es von großer Bedeutung, wie die Mutter ihren Mann gelten lässt, ihn aufbaut oder abwehrt.

Insbesondere im sogenannten »Robinsonalter« (12–14 Jahre) sollte die Funktion der Väter nicht unterschätzt werden. Väter lassen bei ihren Kindern eher ein exploratives (forschendes) Verhalten zu als Mütter, lassen sie toben, balancieren, auf Bäume klettern, üben mit ihnen Rad fahren u. a. m. Mütter wollen eher beschützen und sind nicht so risikobereit, wenn sie die Spiele ihrer Kinder bewachen.

Der Forscherdrang der Kinder wird auch durch Übergewicht eingeschränkt. Übergewichtige Kinder merken, dass sie das, was sie gerne tun würden, nicht so gut können wie schlanke Kinder und beginnen zum Beispiel allerhand Gründe zu ersinnen, warum solche Spiele doof sind (obwohl sie gerne dabei wären).

Die Pubertät setzt beim Jungen in der Regel zwischen dem 12. und 14. Lebensjahr ein, beim Mädchen im 10. bis 12. Lebensjahr. Dicke Jugendliche haben es in diesem Alter besonders schwer, weil sie ihrem eigenen Selbstbild von einem idealen Körper nicht entsprechen und beginnen, sich selbst aktiv abzulehnen, zumal auch die Gleichaltrigen mit kritischen Worten nicht zimperlich sind.

In Pubertät und Adoleszenz, der Zeit bis zum Erwachsenenalter, schließen sich die Jugendlichen gern Gruppen an, in denen sie ihre Interessen pflegen. Sie kommen zu eigenen Einstellungen, entwickeln einen eigenständigen Geschmack und insofern eine zunehmende Autonomie (Eigenständigkeit) gegenüber dem Elternhaus. Trotzdem bleibt das Elternhaus als sicherheit- und haltgebende Instanz wichtig. Die Eltern sollten Ihren Sohn/ ihre Tochter bestätigen und unterstützen in konflikthaften Situationen.

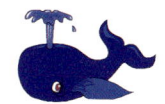

Die Eltern und das soziale Umfeld

Die Verantwortung und die Vorbildfunktion der Eltern

Die Eltern haben einen immensen Einfluss darauf, ob ihr Kind zu dick, zu dünn und essgestört wird. Wissenschaftler haben festgestellt, dass übergewichtige Kinder oft wenig elterliche Unterstützung bis hin zu Vernachlässigung erfahren haben.

Nicht selten können Eltern sich ganz genau daran erinnern, wann ihr Kind begonnen hat, stark zuzunehmen. Häufig stand dieser Zeitpunkt in Zusammenhang mit einem Familienereignis, das mit einem plötzlichen Entzug von Aufmerksamkeit für das betroffene Kind einherging: Scheidung der Eltern, Geburt eines Geschwisterchens, Krankheit eines Familienmitgliedes, Arbeitslosigkeit des Vaters, Umzug in eine andere Stadt, Aufnahme einer neuen Arbeit etc.

Stefanies Mutter: »Ich weiß noch genau, wann das mit Stefanies Übergewicht angefangen hat. Das war, als das Brüderchen geboren war. Eigentlich hatte sie sich darauf gefreut, wie wir alle. Dann aber fühlte sie sich vernachlässigt, weil ich mich so viel um den Kleinen kümmern musste. Für Stefanie hatte ich keine Zeit mehr. Und um mein schlechtes Gewissen zu beruhigen, habe ich sie mit Süßigkeiten vollgestopft.«

Wenn Sie (erste) Anzeichen für ein Gewichtsproblem bei Ihrem Kind entdecken, setzen Sie sich mit ihm zusammen und fragen Sie es, wie es ihre gemeinsame Beziehung sieht. Versuchen Sie herauszufinden, wo Ihr Kind mehr Zuwendung (und in welcher Form) von Ihnen benötigt. Oder: Nehmen Sie sich an einem bestimmten Tag der Woche, zu einer festen Uhrzeit etwas Schönes mit Ihrem Kind vor. Bitten Sie Ihr Kind um Vorschläge. Wenn dies alles nicht möglich ist, scheuen Sie sich nicht, Hilfe aufzusuchen.

Oft geben Eltern ihren Kindern bewusst etwas zu essen oder zu trinken, wenn ihnen ihr Kind zu unruhig ist, um es ruhig zu halten. Dadurch hemmen oder engen sie jedoch die Explorationsfreude, d.h. die Lust, Neues zu entdecken und sich selbstverständlich zu bewegen, ein. Die Folge: Dicke Kinder bewegen sich wenig und haben oft Versagensängste, wenn es darum geht, Unbekanntes auszuprobieren.

Vielleicht deswegen orientieren sich übergewichtige Kinder an dem Verhalten der Eltern:

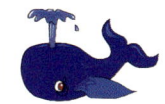

- Eltern, die ein gutes Vorbild auch im Ernährungsverhalten sind, beispielsweise viel Obst und Gemüse essen, können bewirken, dass sich auch ihre Kinder entsprechend ernähren.
- Eltern, die sich viel und gerne bewegen, können ihre Kinder dazu motivieren, ihnen nachzueifern. Aktivität und Bewegungsfreude sind ansteckend – genauso wie »Faulenzertum« und »Sofalümmeln«.

Eltern sollten nie unterschätzen und nie vergessen, dass das alltägliche »Verhalten« ihrer Kinder, das sie als Eltern beeinflussen könnten, nicht nur kurz-, sondern auch langfristige Folgen für die Kinder hat: So haben beispielsweise wissenschaftliche Studien ergeben, dass Kinder, die zwischen ihrem 5. und 15. Lebensjahr mehr als zwei Stunden täglich ferngesehen hatten, im Alter von 26 nicht nur dicker waren, sie hatten auch schlechtere Ergebnisse bei wichtigen Blutuntersuchungen als Kinder, die weniger Zeit vor der »Glotze« verbracht hatten.

Gehen Sie mit gutem Beispiel voran und machen Sie den Fernseher weniger häufig an. Bieten Sie dem Kind in der fernsehfreien Zeit einen spannenden Ersatz z.B. in Form von Spielen.

Mein Tipp: Loben Sie Ihr Kind, wenn der Süßigkeitenkonsum zurückgeht. Akzeptieren Sie aber auch, dass zu bestimmten Anlässen Süßigkeiten nicht wegzudenken sind (beispielsweise am Kindergeburtstag).

Allerdings können Eltern durch überzogene Ansprüche und Forderungen auch zu viel des Guten tun. Stellen Sie bitte Ihr Kind nicht täglich auf die Waage, wenn es abnehmen soll, es darf sogar zunehmen, wenn es entsprechend viel wächst!

Und streichen Sie Ihrem Kind nicht das Taschengeld, nur weil es schon wieder alles in Süßigkeiten umgesetzt hat. Überlegen Sie lieber mit ihm zusammen, ob es zunächst ein Drittel, später vielleicht die Hälfte für etwas anderes aufwendet, das nicht auf die »Hüfte geht«; eine schöne Haarspange zum Beispiel, eine Schaukel für den eigenen Wellensittich, eine CD ...

Das sagen Experten:

- Rund 80% aller Mütter übergewichtiger Kinder denken, ihr Kind wäre schlank und beachten dessen Gewicht nicht.
- Die Lebensqualität übergewichtiger Kinder ist vergleichbar mit der krebskranker Kinder. (Ein Kind, das von einer Krebserkrankung betroffen ist, hat objektiv gesehen vertraulich eine weitaus schlechtere Prognose als ein übergewichtiges Kind. Es kann sich subjektiv dennoch besser fühlen, denn die Zuwendung und das Mitgefühl seiner Umwelt sind ihm gewiss. Übergewichtigen Kindern wird häufig die Schuld an ihrem Zustand – als Krankheit ist Übergewicht weder von den Krankenkassen, noch von der Gesellschaft anerkannt – selbst in die Schuhe geschoben. Deshalb bleiben das Mitgefühl und der Zuspruch der Umwelt in der Regel aus, vielmehr haben sie mit Zurückweisung, Hänseleien und sozialer Isolation zu kämpfen.)
- Kinder würden lieber mit kranken Kindern als mit dicken Kindern spielen.
- Zwillingsstudien haben ergeben, dass BMI und Essstörungen bis zu 70% vererbt und zu 30% »erlernt« sind.

Lassen Sie Ihr Kind, wenn es sagt: »Ich kann das schon alleine.« Kinder sollten zunehmend lernen, ihr eigenes Leben zu bewältigen. Dazu benötigen Sie einen Gestaltungsfreiraum, in dem sie lernen können, mit sich selbst und ihrem täglichen Leben zurechtzukommen. Sie müssen zunehmend Verantwortung übernehmen für das, was sie tun und das, was sie unterlassen. Dazu gehört, dass sie zunehmend über sich selbst bestimmen können. Was sie selbst bestimmen dürfen und was die Eltern noch bestimmen, hängt vom Alter und der Zuverlässigkeit des Kindes ab.

- Ich bestimme selbst, welche Socken ich heute anziehe. (Sie achten nur darauf, dass welche angezogen werden.)
- Ich bestimme selbst, wann ich meinen Schulranzen packe. (Sie achten nur darauf, dass er gepackt wird.)
- Ich bestimme selbst, wie viele Kartoffeln ich mir auf den Teller lade. (Sie sagen Halt, wenn es deutlich zu viele werden.)
- Ich bestimme selbst, welche Farbe die Vorhänge in meinem Zimmer haben. (Aber den Preis legen Sie vorher fest.)
- Ich bestimme selbst, was ich mit meinem Taschengeld mache. (Die Höhe geben Sie vor.)
- Ich bestimme selbst, wie viel ich esse. (Gekocht haben Sie.)

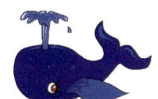

Damit das Kind auch wirklich und zunehmend mehr vieles alleine tun kann und im Leben zurechtkommt, muss es gewisse Sachkenntnisse haben, auch wenn es Ihnen Löcher in den Bauch fragt. Die Informationen bekommt es von Ihnen, den Erzieherinnen im Kindergarten, der Lehrerin in der Schule und zunehmend aus dem Fernsehen und dem PC.

Erzählen Sie Ihren Kindern, was Sie wissen. Tun Sie es spielerisch, beim Kochen, beim Spazierengehen, im Urlaub an der See, am Wochenende im Wald. Wenn Sie etwas nicht wissen, besorgen Sie sich gemeinsam die Informationen aus dem Internet oder aus Büchern.

Versuchen Sie doch auch einmal zu ergründen, wie es Ihrer Familie eigentlich geht:

Versuchen Sie das ganz praktisch herauszufinden: Schreiben Sie auf ein Papier: »Ich fühle mich« und darunter schreiben Sie: »super«, »gut«, »geht so«, »mittel«, »mies«, »richtig schlecht«, »hundeelend«. Jedes Familienmitglied bekommt ein kleines Kärtchen mit seinem Namen. Nun bitten Sie Ihre Familie, sich mit der entsprechenden Karte zu platzieren.

Das kann dann z.B. so aussehen:
  Ich fühle mich:
  Super – Mama
  Gut – Papa
  Mittel – Tim
  Hundeelend – Nadine

Vielleicht wundern Sie sich, dass Sie sich als Einzige »super« fühlen. Ihr Mann hat »gut« geschrieben. Na ja. Sie sind eigentlich immer davon ausgegangen, dass sich in Ihrer Familie jeder super fühlt, schlimmstenfalls »mittel«. Aber Nadines »hundeelend« erstaunt Sie nun doch gewaltig. Was auch immer der Grund dafür sein mag, in jedem Fall ist es ein für alle sichtbares Signal: »Achtung, bei mir ist Vorsicht angesagt.« Bei Nadines Temperament könnte es bedeuten: »Sprecht mich nicht von der Seite an, kein falsches Wort oder ich explodiere.« Es könnte aber auch heißen: »Ich stehe kurz vorm Heulen, nehmt mich in den Arm und bedauert mich, alle sind so schlecht zu mir.« Es kann aber auch einfach nur Ihnen als Mutter oder Vater den Hinweis geben: »Ich möchte mit Euch reden.« Zu ergründen, was es nun genau heißt, ist Ihre Aufgabe.

Mit dem Kartenhinweis haben Sie, wenn auch keine Lösung, aber zumindest ein Signal erhalten. Besonders bei älteren Kindern und Jugendlichen, die nicht mehr wie die Kleinen beim Mittagessen alle Erlebnisse und Gefühle »auf den Tisch packen« und gern von sich aus darüber sprechen, eignet sich eine solche oder ähnliche Herangehensweise, um herauszufinden, wie es ihnen geht.

Probleme gehören zum Leben, aber entscheidend ist, wie man damit umgeht. Sie können natürlich versuchen, Ihrem Kind alle Probleme aus dem Weg zu schaffen. Das wird Ihnen jedoch nicht gelingen. Deshalb muss es selbst seinen Weg finden. Dabei können Sie ihm aber helfen, denn wie man mit Problemen umgeht, lernt Ihr Kind von Ihnen! Lassen Sie sich die Laune verderben, wenn Ihr Chef Sie schlecht behandelt hat, und Ihre Wut dann zu Hause an Ihrer Familie aus? Brechen Sie in Tränen aus, wenn Ihnen Unrecht angetan wurde? Hauen Sie Ihrem Ältesten eine um die Ohren, weil er sich unverschämt benommen hat? Ertränken Sie Ihre Sorgen in Alkohol oder gehen Sie eine rauchen, wenn Sie frustriert sind? Oder haben Sie sich schon einmal kompetenten Rat bei Fachleuten gesucht, wenn Ihnen der Alltag über den Kopf gewachsen ist? Besprechen Sie Ihre Sorgen mit Ihrem Partner bzw. weiß dieser überhaupt, dass Sie Sorgen haben? Ahnen Ihre Kinder, was Sie denken und fühlen oder anders gesagt: Lassen Sie Ihre Kinder an Ihren Gedanken und Gefühlen teilhaben? Alles, was für Sie normal ist, betrachtet auch Ihr Kind als richtig. Denn Sie sind sein Vorbild.

Soziale Kontakte

Menschen mit sozialen Kontakten gehen zufriedener und glücklicher durchs Leben. Soziale Kontakte helfen, schwierige Lebenslagen zu meistern, und gegenseitige Unterstützung kann, wenn es mal »brennt«, entspannend wirken. Vertrauen haben und Vertrauen geben sollte Ihr Kind von Ihnen lernen. Seien Sie sein Vorbild! Wie also steht es mit Ihren sozialen Kontakten? Sie sind das Vorbild Ihres Kindes. Zeigen Sie ihm, wie man soziale Kontakte pflegt!

Die Familie
Früher war klar: Eine Familie besteht aus Vater, Mutter und Kindern. Aber heute versteht jeder unter Familie etwas anderes: Familie ist da, wo Kinder sind. Ist ein Kindergarten Familie? Meine Familie, das ist meine Mama und ich. Familie ist, wo ich mich wohlfühle. Familie ist, wo die gleichen Gene drin sind. Familie besteht aus Eltern, Kindern, Enkel. Gehören zur Familie auch die Cousins und die Tanten? Ist Partnerschaft ohne Kinder Familie?

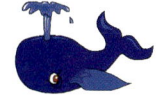

Was früher als Kleinfamilie angesehen wurde, nämlich Vater, Mutter und ein Kind, gilt heute fast schon als groß. Viele Kinder wachsen »vaterlos« auf. Zwar hat jedes Kind einen Vater, er ist aber für viele Kinder oft nicht greifbar. Er ist »weg«, was auch immer das heißen mag: Er hat sich aus dem Staub gemacht, ist gestorben, geschieden, weggezogen, den ganzen Tag in der Arbeit, geht morgens aus dem Haus und kommt abends wieder, wenn die Kinder im Bett liegen ... Viele Kinder haben ausschließlich weibliche Bezugspersonen: Mama, Oma, die Erzieherinnen im Kindergarten, die Lehrerin in der Grundschule.

Nur selten ist die Familie »mutterlos«, doch kommt auch dieses in unserer Gesellschaft vor und kann vergleichbare Folgen wie die vaterlose Familie haben. Der eine Elternteil ist oft überfordert, da er die Vater- und Mutterrolle übernehmen muss, er steht alleine vor wichtigen Entscheidungen. Da bleibt oft wenig Zeit für ein ausgeglichenes Beisammensein. Das Kind glaubt, den fehlenden Elternteil ersetzen zu müssen und ist damit natürlich absolut überfordert.

Die Patchworkfamilie

Patchworkfamilien (bunt zusammengestellte Familien) sind heute auch bei uns weitverbreitet. So kann es sein, dass ein Sohn eine Woche bei seiner Mutter lebt und die andere Woche bei seinem Vater. In jeder Wohnung hat er sein Zimmer und seine Sachen. Der Vater hat eine Freundin, der es so ähnlich geht: Ihre Tochter ist abwechselnd bei ihr und bei ihrem Exmann. Manchmal ist die Familie also allein, zu zweit, zu dritt oder zu viert.

Alles ist eine Frage der Organisation. Aber eines ist klar: Je größer der Familienverbund ist, desto mehr Personen haben Einfluss auf das Kind und seine Erziehung, ob man will oder nicht.

Das bedeutet nicht, dass es schlecht wäre. Allerdings kann das »Familiendurcheinander« manchmal dazu führen, dass das Zuviel an Bezugspersonen zu wenig ist. Innere Heimatlosigkeit, nicht mehr wissen, wo man hingehört, ist eine mögliche Folge. Depressionen, Frustessen oder Suchterkrankungen können daraus resultieren. Die Mutter hat natürlich einerseits durch die anderen Bezugspersonen wesentlich mehr Entlastung als in einer Mutter-Kind-Familie, in der sie immer allein für ihr Kind da sein muss, wenn kein Babysitter einspringen kann. Andererseits kann es bei großen Familien die Schwierigkeit geben, dass das Kind mit verschiedenen Erziehungsstilen konfrontiert wird.

Bei Moby Dick werden zu den Elternfortbildungen alle, die mit dem Kind zu tun haben, eingeladen. Denn wichtig ist, dass alle »an einem Strang ziehen«, wenn es um das Glück der Kinder geht. Eine Mutter, die ihren Sohn bei Moby Dick angemeldet hatte, berichtete:

»Ich habe zu Hause die Ernährung komplett umgestellt. Es gibt nur Gesundes. Aber wenn er am Wochenende bei seinem Vater ist, essen die beiden vor dem Fernseher Chips ohne Ende.« – Der Weg zum Erfolg führte hier ganz eindeutig über den Vater.

Warum die Verwandtschaft wichtig ist

Verwandtschaft kann auch anstrengend sein. Wenn man der Meinung ist, dass man seine Kinder ganz gut erzogen hat und seine Familie einigermaßen professionell »handelt«, dann weiß es grundsätzlich irgendjemand aus der Verwandschaft besser. Sie sind froh, dass Ihr Kind nicht so dick ist, stellen jeden Tag Salat, Obst und Gemüse auf den Tisch. Dann kommt die Tante und findet, Ihr Kind sähe irgendwie »mickrig« aus.

Trotz alledem: Ihr Kind braucht seine Verwandtschaft. Gewöhnen Sie es frühzeitig daran, denn mit Verwandtschaft ist es nie allein. Verwandtschaft hat es sein ganzes Leben lang, es sei denn, es setzt sich bewusst von ihr ab. Nehmen Sie Ihr Kind mit auf Familienfeste. Da lernt es, wie Verwandtschaft ist.

Aber wie halten Sie es selbst? Wann haben Sie Ihre eigenen Geschwister zuletzt gesehen? Wann haben Sie Ihre Eltern zuletzt besucht? Hat Ihr Kind überhaupt Cousins und Cousinen? Wenn welche existieren, kennt es sie? Haben Sie Onkel und Tanten? Nicht in jeder Verwandtschaft sind gemeinsame Treffen üblich, manchmal sind sie auch einfach in Vergessenheit geraten. Dann machen Sie doch einen Anfang! Sie sind das Vorbild Ihres Kindes. Wenn Sie sich von der Verwandtschaft isolieren, wird es selbst schwerlich lernen, Kontakte zu ihr aufzubauen: Deshalb sollten Sie sich einen Ruck geben, auch wenn der Rest Ihrer Sippe aus »Trantüten« besteht. Laden Sie doch zu Ihrem nächsten Geburtstag Ihre Eltern und Geschwister ein oder »kramen« Sie einen Vetter oder eine Cousine »aus der Schublade«. Auch wenn Sie sich vielleicht schon seit 10 Jahren nicht mehr gesehen haben, besorgen Sie sich die Telefonnummer, rufen Sie an und vereinbaren Sie ein Treffen.

Nun hat nicht jeder das Glück, eine große Familie oder Verwandtschaft zu haben. Wie steht es dann mit Ihren Nachbarn? Wenn Sie beispielsweise

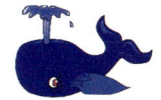

Sonntag früh mit Ihrem Kind allein in der Wohnung sitzen und genau wissen, dass es der Nachbarin zwei Stockwerke über Ihnen genauso geht, was hält Sie davon ab, sie und ihren Nachwuchs einzuladen? Vielleicht für nachmittags zum Kaffee, oder für Sonntag zum Frühstück, oder für abends zum »Mensch-ärger-Dich-nicht«- oder »Risiko«- oder »Siedler«-Spielen? Schlagen Sie es Ihrem Sohn oder Ihrer Tochter einmal vor und geben Sie sich dabei nicht skeptisch, sondern zuversichtlich. Gehen Sie gemeinsam hoch und laden Sie die beiden ein.

Oma und Opa

Ich weiß nicht, was ich ohne meine Eltern und Schwiegereltern gemacht hätte, als meine Kinder noch klein waren. Wie haben wir es genossen, wenn sie die Kinderbetreuung übernommen haben. Zwar gab es eine zuverlässige Kinderfrau, aber mit Oma und Opa war es doch noch etwas anderes.

Doch es kann auch anders sein: Vielleicht stehen keine Großeltern zur Verfügung, sei es, dass sie gestorben sind, in einem anderen Land leben, voll berufstätig sind, vielleicht hat Oma ja gerade einen neuen Lebensabschnittspartner gefunden und Opa erlebt seinen dritten Frühling? Die Zeiten haben sich geändert. Das muß aber nicht heißen, dass Ihr Kind auf Oma oder Opa verzichten muss. Adoptieren Sie sich doch eine Oma oder einen Opa! Sie glauben gar nicht, wie viele ältere Leute noch rüstig und voller Tatendrang sind. Viele von ihnen hätten gerne Enkel, haben aber keine oder solche, die einfach zu weit weg wohnen.

Oder überlegen Sie, ob Sie es Ihrer netten Nachbarin nicht antragen könnten, gelegentlich Ersatzoma zu spielen. Im Gegenzug laden Sie sie einmal zum Kaffee ein, gehen mit ihr zusammen einkaufen oder spazieren und hören sich ihre Lebensgeschichte an. Sie werden rechtzeitig merken, ob die Chemie stimmt. Es muss ein Geben und Nehmen sein. Die Nachbarin bekommt Gesellschaft und vielleicht schöpft sie dafür aus ihrem Märchenfundus, aus dem sie Ihrem Kind gerne Geschichten vorliest, wenn Sie mit der Freundin ins Kino wollen. Oft freuen sich ältere Menschen, deren eigene Kinder schon länger aus dem Haus sind, über Impulse aus der jüngeren Generation, backen mit den Kleinen Weihnachtskekse, gehen mit, wenn die Theatergruppe der Jüngsten eine Vorführung oder die Fußballmannschaft Ihres Ältesten ein Punktspiel hat. Nur: Überfallen oder überfordern Sie niemanden, es kann auch mal schiefgehen!

> Lucas: »Meine Oma hat so viel Zeit für mich. Die macht keinen Stress, sondern hört einfach zu. Außerdem kocht sie richtig leckere Sachen.«

In manchen Städten gibt es »Oma-und-Opa-Hilfsdienste«, das sind Organisationen von älteren Leuten, die ihre Dienste als Oma oder Oma jungen, »alleinstehenden« Eltern ehrenamtlich zur Verfügung stellen.

Natürlich können auch jüngere Leute wie z. B. Ihre Freunde Oma- oder Opa-Aufgaben übernehmen.

Freunde

Haben Sie Freunde? Nein? Dann könnte es sein, dass auch Ihr Kind Schwierigkeiten hat, Freunde zu finden und Freundschaften zu pflegen. Denn: Sie sind das Vorbild Ihres Kindes.

Der Mensch ist ein soziales Wesen, Einsamkeit kann ihn krank machen. Gut, aber woher sollen die Freunde kommen? Vielleicht sind Sie den ganzen Tag in der Arbeit. – Richtig, da sind die Kollegen. Das sind aber nicht immer Freunde. Vielleicht hatten Sie früher Freunde, ihre Clique, mit der sie zusammen »um die Häuser gezogen« sind. – Aber jetzt wohnen alle woanders. Vielleicht sind Sie früher mit Freunden zusammen Essen gegangen, haben Squash gespielt und kein Popkonzert ausgelassen. – Doch diese haben alle keine Kinder und mit Ihnen vielleicht den Kontakt abgebrochen, weil sich bei Ihnen »alles nur noch um den Nachwuchs dreht«. Vielleicht hatten Sie früher Freunde, junge Familien mit Kindern im selben Alter, mit denen man über alles sprechen konnte, mit denen man gegenseitig auf die Kinder aufgepasst und gemeinsame Ausflüge gemacht hat. – Diese Freunde haben sich vielleicht alle von Ihnen zurückgezogen, seit Sie und Ihr Partner geschieden sind.

Wenn Sie keine Freunde haben, aber gerne welche hätten, suchen Sie sich einen Partner, eine Freundin, eine Reisebegleitung. Profitieren Sie von den Vorteilen von Zeitungsvermittlungsannoncen und Online-Börsen. Ich finde es gut, dass es solche Möglichkeiten gibt. Es gibt Mütter oder Väter, die gerne alleinerziehend leben. Aber bei manchen Gelegenheiten kann es sein, dass etwas fehlt. Vielleicht wollen Sie einmal z. B. als alleinstehende Mutter mit Ihrem Kind verreisen und können sich gut vorstellen, dass es nett wäre, eine oder mehrere Frauen mit Kindern im selben Alter dabeizuhaben. Trauen Sie sich: Geben Sie in Ihrer Tageszeitung eine Anzeige auf.

Oder wenden Sie sich an Ihre Kirchengemeinde. Mit Sicherheit gibt es bei Ihnen eine aktive Kirchengemeinde, die gerade vor und um die Feiertage zahlreiche Aktivitäten anbietet. Klinken Sie sich mit Ihrem Kind ein. Machen Sie mit beim Weihnachtsbasar, beim Nikolausfest, beim Familiengottesdienst an Heiligabend. Auch wenn Sie nicht Kirchenmitglied sind, werden Sie willkommen sein.

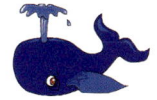

Lucas' Mutter: »Ich war nur noch im Stress: die Sorgen um Lucas, das viele Arbeiten, keine Zeit für Freunde. Ich hatte mich völlig isoliert. In dem Volkshochschulkurs habe ich dann viele nette Leute kennengelernt. Einer Frau geht es wie mir. Wir sind richtige Freundinnen geworden.«

Auch Silvester ist so ein Ereignis, das man gerne in Gesellschaft mit anderen feiert. Werden Sie aktiv, nehmen Sie die Sache in die Hand und laden Sie sich Gesellschaft ein! Hören Sie sich um, wem es so ähnlich geht wie Ihnen, fragen Sie die Frauen und Männer auf dem Spielplatz, im Kindergarten, in der Elternschule, in der Mütterberatung des Gesundheitsamtes, im Kinder- oder Familienzentrum ... Stellen Sie sich eine nette, aber passende Gesellschaft zusammen. Bedenken Sie dabei, dass jüngere Kinder nicht bis morgens durchhalten. Vielleicht wird es eine Luftmatratzen- und Schlafsackparty, bei der, wer will, übernachten kann? Dann beginnt das neue Jahr gleich in Gesellschaft mit guten Vorsätzen und einem gemeinsamen Frühstück.

Aber nun zu Ihrem Kind: Hat Ihr Kind Freunde?

Schreiben Sie doch einmal auf, wie der beste Freund oder die beste Freundin Ihres Kindes heißt. Fragen Sie dann Ihr Kind danach! Manche Menschen behalten ihren besten Freund von der Sandkiste bis zum Altersheim. Meistens wechseln die Busenfreunde aber.

Kennen Sie auch die anderen Freunde Ihres Kindes? Schreiben Sie doch einmal die Namen von fünf weiteren Freunden oder Freundinnen auf, mit denen Ihr Kind gern spielt, und fragen Sie dann Ihr Kind, ob Sie mit den aufgeschriebenen Namen »richtig liegen«. Wenn es antwortet: »Das waren vor zwei Jahren meine Freunde, jetzt schon lange nicht mehr«, dann haben Sie etwas verpasst. Sie sollten mit Ihrem Kind darüber ins Gespräch kommen.

Organisierte soziale Kontakte

Mein Tipp: Nutzen Sie jede Chance zu sozialen Kontakten. Sie und Ihr Kind profitieren davon. Was auch immer Sie mit Ihrem Kind in Gemeinschaft unternehmen, die gemeinsamen Erlebnisse werden dazu führen, dass es Freunde kennenlernt, seine Freizeit aktiv mit anderen zusammen gestaltet und nicht passiv zu Hause jeden Nachmittag und jedes Wochenende vor dem Fernseher »abhängt« – schlimmstenfalls noch mit einer Tüte Chips in der Hand, Bergen von Süßigkeiten auf dem Tisch und den Literflaschen gekühlter Cola und Limonadengetränke oder gesüßten Eisteetüten im Kühlschrank.

Gleichaltrige

Kinder lernen im Spiel, sich mit sich selbst und ihrer sozialen Umwelt auseinanderzusetzen.

Spielerisch eignen sie sich Fähigkeiten an, entdecken ihre Umgebung, gehen dabei mit gefährlichen Situationen um und lernen dabei, sie richtig einzuschätzen. Im Spiel verarbeiten sie seelische Belastungen und entwickeln kreative Problemlösungsstrategien. Deshalb: Lassen Sie Ihr Kind spielen! Viele Ergotherapiestunden und Abnehmprogramme wären überflüssig, wenn dem natürlichen Bewegungsdrang der Kinder rechtzeitig Raum gegeben worden wäre und das soziale Umfeld Förderung und Unterstützung geboten hätte.

Damit Ihr Kind kein Außenseiter bleibt, muss es den Umgang mit Gleichaltrigen üben. Das fängt früh an. Für viele Kleinkinder findet ein solcher Erstkontakt in der Regel auf dem Spielplatz in der Sandkiste statt. Fünf kleine Wonneproppen sitzen mit Eimern, Förmchen und Schaufeln in der Sandkiste und spielen jeder für sich nebeneinander her. Der erste soziale Kontakt kann natürlich unterschiedlich ausfallen:

1. Variante: Peter nimmt Anna den Eimer weg.
2. Variante: Charlotte klopft Igor die Sandtorte kaputt.
3. Variante: Lena haut Lisa die Schaufel über den Kopf.

Es gibt natürlich noch tausend andere, durchaus positivere Varianten des Sozialverhaltens von Kleinkindern im Sandkasten. Aber auch mit negativen Erfahrungen muss Ihr Kind zurechtkommen und Sie können und sollten Ihr Kind nicht immer vor der grausamen Welt beschützen! Ihr Kind muss die Möglichkeit haben zu lernen, sich zu behaupten.

Je älter Ihr Kind wird, desto mehr kommt der Gruppe der Gleichaltrigen eine wesentliche Rolle bei der Persönlichkeitsentwicklung Ihres Kindes zu. Ab einem gewissen Alter gibt die sogennante Peergroup weitgehend den Ton an. Was Gleichaltrige sagen, zählt. In diesem Alter ist es besonders wichtig, dass Sie einen guten Kontakt zu Ihrem Kind halten, sich für das interessieren, was es macht und mit welchen Freunden es verkehrt. Verloren haben Sie, wenn Sie versuchen, sich in alles, was es tut, einzumischen. Dann wird es Ihnen nichts mehr erzählen.

Sie, liebe Eltern, können kein Ersatz für die Peergroups sein. Sie sind zu alt. Aber: Sie haben die Aufgabe, Kontakte zu Gleichaltrigen herzustellen! Denn

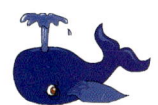

häufig gibt es weder in der Familie noch in der Nachbarschaft gleichaltrige Kinder. Durch den Mangel an Kontakten zu Gleichaltrigen kann Ihrem Kind aber eine wichtige Anregung zum sozialen Lernen fehlen!

Das Diktat der Mode

Irgendwann müssen Sie sich eingestehen: Was ich meinem Kind sage, zählt nicht mehr oder zumindest weniger als bisher. Der Prophet gilt nichts im eigenen Lande. Neue »Propheten« ziehen in das Umfeld der Kinder. So zum Beispiel »Das Diktat der Mode«.

Eines Tages ist es so weit: Sie können mit »Engelszungen« reden, es hilft nichts: Der hübsche Pullover von Oma, das teure Kleid zum letzten Geburtstag, es wird nicht mehr getragen, es ist »out«. »In« hingegen ist, was die Mitschüler tragen.

Schwierig wird die Situation, wenn Sie als Eltern teure Modetrends nicht bezahlen wollen oder können. Eine Möglichkeit hierfür wäre, dem heranwachsenden Sprößling einen Festbetrag für Klamotten in die Hand zu geben; dann lernt er, damit zu wirtschaften. So kann er sich entscheiden, ob er z.B. ein teures oder zwei weniger teure Kleidungsstücke kaufen will.

Hobbys

Ihr Kind orientiert sich an seinem Lebensumfeld. Verhält sich seine Umgebung eher gleichgültig gegenüber allem, was im Leben und in der Welt passiert, wird es diese Haltung übernehmen. Das gilt für die Natur, die Umwelt, die Flora und Fauna, bis hin zur Technik, zur Religion und zur Politik. Eltern, die mit ihrem Kind durch den Wald gehen und gemeinsam die Vögel zwitschern hören, Familien, die durch die Wiesen wandern und die Blumen blühen sehen und ihren Duft riechen, erhalten Sinneseindrücke der besonderen Art. Durch diese schönen Erlebnisse können Sie bei Ihren Kindern die Liebe zur Natur wecken und fördern. Verstärken und vertiefen können Eltern dieses Interesse beispielsweise dadurch, dass zu Hause in Büchern nachgeschlagen wird, wie die Blumen heißen, die man gesehen, gerochen und gepflückt hat. Es gibt CDs mit Vogelstimmen, die man sich gemeinsam anhören kann, um dann zusammen zu überlegen und zu raten, welche der Vögel es waren, die beim gemeinsamen Spaziergang gezwitschert und gesungen haben. Auf diese Weise können Eltern erreichen, dass Kinder bestimmte Dinge des Lebens fokussieren, denen ihr Interesse gilt und daran besonderes Vergnügen erleben – ein Hobby.

Haben Sie ein Hobby? Teilen Sie es mit anderen, dann macht es doppelt so viel Freude!

Hobbys sind wichtig für die Gesundheit. Sie bilden ein Gegengewicht zum beruflichen/schulischen und häuslichen Alltag, reißen einen aus dem »Trott« heraus, zwingen einen zur gedanklichen Beschäftigung mit etwas ganz anderem und können so der Entspannung und dem Stressabbau dienen. Sie sind Hygiene für die Seele.

> Lucas: »Meine Mutter ist jetzt immer gut gelaunt. Wenn sie mit ihrer Freundin ins Kino geht, treffe ich mich mit Anna, oder wir telefonieren.«

> Mein Tipp: Suchen Sie sich einen Kinofreund oder eine Kinofreundin, mit der Sie regelmäßig ins Kino gehen. Das muss nicht teuer sein, meistens gibt es »Kinotage«, an denen der Eintrittspreis reduziert ist. Es muss auch keine Abendvorstellung sein, es gibt Nachmittagsvorstellungen, nach denen man gemeinsam wunderbar Kaffeetrinken, oder Sonntagmorgenvorstellungen, nach denen man gemeinsam zum Brunch gehen kann.

Suchen Sie sich Ihr eigenes Hobby. Sie können sicher sein, es wird Sie richtig in Schwung bringen. Auch wenn Sie kein ausgeprägtes Hobby haben, an irgendetwas werden Sie Gefallen finden. Und wenn Sie die Menschen, die es mit ihnen ausüben, nett finden, dann wird Ihnen auch das neue Hobby gefallen.

Überlegen Sie sich zuerst, was Sie als Hobby wählen könnten. Gibt es etwas, was Sie interessiert, was Sie immer schon einmal ausprobieren wollten, sich aber entweder nicht getraut haben oder einfach nicht dazu gekommen sind? Damen- oder Herrenfußball, Schach- oder Kegelklub, Tierschutzverein, Cuba- oder Chilekommitee, Freunde der Kunsthalle, Häkelbüddel-, Briefmarken- oder Tokiohotelfanclub, Posaunenchor, Freiwillige Feuerwehr, Musikschule?

Dann erkundigen Sie sich, welche Clubs, Vereine, Initiativen es in Ihrer Nähe gibt, rufen Sie sie an und fragen Sie, ob Sie mal zum »Schnuppern« vorbeikommen können. Gehen Sie einfach einmal hin und schauen Sie sich an, was dort gemacht wird, ob Sie die Aktivitäten und Ziele gut finden, ob Ihnen die Mitglieder gefallen. Da, wo es Ihnen am meisten zusagt, bleiben Sie.

Vielleicht gibt es auch etwas, für das Sie sich gern einsetzen würden, für das es aber in Ihrer Nähe keinen Verein oder Club gibt? Dann gründen Sie doch Ihre eigene Initiative! Nur Mut. Erkundigen Sie sich bei Ihren Behörden, wie Sie beispielsweise eine Selbsthilfegruppe gründen können, für die es viel-

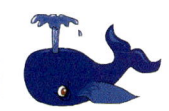

leicht sogar Zuschüsse gibt. Hängen Sie einen Zettel ans Schwarze Brett in Ihrem Supermarkt, auf dem Sie Mitstreiter für Ihr Projekt suchen. Sie werden Leute kennenlernen!

Oder engagieren Sie sich in der Schule Ihres Kindes und in den Elternvertretungen. Früher hatten die Eltern an der Schule wenig zu sagen. Heute ist das anders. Es gibt Elternvertretungen auf Klassen-, Schul-, Schulkreis-, Landes-, Bundes- und Europaebene. Auf allen Ebenen finden Wahlen statt. Und immer werden Elternvertreter gesucht, die sich in schulischen Dingen engagieren wollen.

Gehen Sie auch zum Klassenelternabend Ihres Kindes, nicht nur in der ersten Klasse. Auch später sollten Sie sich dafür interessieren, was in der Schule Ihres Kindes passiert. Lassen Sie sich vielleicht als Elternvertreter aufstellen. Machen Sie Vorschläge! Sagen Sie den anderen Eltern, wofür Sie sich einsetzen möchten.

Als teilweise berufstätige Mutter hatte ich mehrmals erlebt, dass die Kinder, wenn Unterricht ausfiel, einfach nach Hause geschickt wurden und dann vor der Tür standen, weil ich noch nicht da war. Als Vorsitzende der Hamburger Elternvertretung hatte ich die Möglichkeit, mich dafür einzusetzen, dass in der Grundschule zumindest ein verlässliches Schulangebot bis 13.00 Uhr umgesetzt werden konnte. So lohnt es sich, sich ehrenamtlich als Elternvertreter zu engagieren.

Das Verhältnis zwischen Ihnen und Ihrem Kind

Übergewichtige Kinder werden häufig von ihrem sozialen Umfeld abgelehnt, ausgegrenzt und gemieden. Deshalb benötigen sie besonders viel Nähe und Zuwendung von ihrer Familie. Geben Sie Ihrem Kind die »Streicheleinheiten«, die es dringend braucht. Folgendes sollten Sie sich außerdem vornehmen:

Nehmen Sie sich bewusst Zeit für Ihr Kind!
Dieser gute Vorsatz ist leichter gesagt als getan. Viele Mütter sind zwar den ganzen Tag im Haus, aber Einkaufen, Bügeln, Kochen, eben der ganze Haushalt nimmt seine Zeit in Anspruch. Man hat vielleicht nicht nur das eine Kind, auch die Geschwister benötigen Aufmerksamkeit. Kaum ist das Mittagessen

fertig, kommen die Kinder aus der Schule, essen, machen ihre Schularbeiten, dann müssen Sie schon zum Flötenunterricht, zum Fußballtraining oder zum Kindergeburtstag gebracht werden. Gerade alleinerziehende Mütter müssen häufig alle diese Aufgaben zusätzlich zu einer Berufstätigkeit allein übernehmen. Aber auch wenn der Vater in der Familie lebt, heißt das noch lange nicht, dass dem Kind zwangsläufig das Gefühl vermittelt wird, dass die Eltern immer »da« sind.

Je weniger Zeit zur Verfügung steht, desto gründlicher muss man die Zeit, die man dem Kind widmen will, einplanen. Dabei kommt es nicht nur auf die Dauer an, sondern auch ganz wesentlich auf die Intensität und die Atmosphäre.

Deswegen sollten Sie Zeiten für Ihr Kind fest in Ihren Terminkalender einplanen. Natürlich sind 2 Stunden, die Papa nachmittags mit dem Sohnemann Fußball spielt, länger, als wenn er nur 10 Minuten zwischendurch dafür aufbringen kann. Besprechen Sie zu Hause, wann so ein fester Termin am besten in den Wochenplan der Familie und in Ihren Wochenplan passt. Auch wenn Ihr Terminkalender voll ist, darf die Zeit, die Sie mit Ihrem Kind verbringen wollen, nicht als Erstes »gecancelt« werden. Überlegen Sie, ob Sie vielleicht die Besprechung mit Herrn X oder Frau Y verkürzen oder telefonisch erledigen können. Nicht aber die mit Ihrem Kind!

Wenn Lucas' Vater den Nachmittag mit seinem Sohn verbringt – was nicht so häufig der Fall ist –, stellt er jetzt sein Handy ab. Er ist dann weder für seine Geschäftspartner noch für seine Freundin erreichbar. Seine Zeit gehört dann für 3 Stunden nur Lucas. Die drei Stunden sind kostbar und dulden keine Störung.

Doch bleiben Sie bei Ihren Versprechungen Realist. Natürlich wäre es schön, jeden Nachmittag 2 Stunden mit dem Sprössling Fußball zu spielen. Wenn aber von Anfang an klar ist, dass Sie eine solche Zusage nicht einhalten können, treffen Sie bescheidenere Vereinbarungen: z.B. einmal pro Woche eine halbe Stunde, das aber dann auf jeden Fall.

Denn Zuverlässigkeit wird großgeschrieben! Das gilt besonders dann, wenn die Familie getrennt lebt. Welche Qual steht ein Kind aus, das Stunde um Stunde sehnsüchtig vergeblich auf das Türklingeln wartet, weil der Papa gesagt hat, er holt es ab. Wie enttäuscht ist es jedes Mal, wenn der Papa, der es jeden Abend ins Bett bringen wollte, dauernd zu spät nach Hause kommt, sodass es einschlafen muss, ohne ihn gesehen zu haben. Hier ist oft weniger mehr.

Mitunter gibt es vielleicht gar kein Zeitproblem. Es ist genügend Zeit da, die man mit dem Kind verbringen kann. Trotzdem haben weder das Kind noch

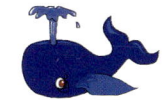

Mutter oder Vater das Gefühl, dass man die Zeit, in der man zusammen ist, miteinander verbracht hat. Das kann an verschiedenen Gründen liegen:

Läuft der Fernseher nebenbei? Klingelt andauernd das Handy? Wird nebenbei gebügelt oder Essen gekocht? Sitzt man am Computer? Schreibt man eine SMS nach der anderen? Sind noch andere im Raum, die Aufmerksamkeit beanspruchen?

Schalten Sie alles, was ablenken könnte, aus und wählen Sie einen Zeitpunkt, zu dem kein anderer Ihre Aufmerksamkeit benötigt! Die Zeit, die Sie dann mit Ihrem Kind verbringen, gehört nur Ihnen und Ihrem Kind.

Am deutlichsten bleiben jedem die »schönen Stunden« in Erinnerung. Manchmal sind sie selten, dafür aber umso kostbarer. Sie wissen sicherlich, was man dafür tun kann, dass die Atmosphäre stimmt – beispielsweise wenn sich zwei Freundinnen oder zwei Kumpels mal so richtig ausquatschen wollen.

Ab heute sollten Sie und Ihr Kind sich ebenfalls »schöne Stunden« machen. Überraschen Sie Ihr Kind mit dem Vorschlag: »Jetzt machen wir es uns mal so richtig gemütlich!« Ihr Kind wird begeistert sein. Überlegen Sie gemeinsam, wie Sie es zusammen gemütlich haben können, legen Sie z.B. eine dicke Decke auf den Fußboden, drapieren Sie alle Kuscheltiere darauf und hören Sie gemeinsam Musik oder erzählen Sie Geschichten.

> Stefanie: »Früher hat sich meine Mutter nachmittags nur um meinen kleinen Bruder und den Haushalt gekümmert. Ich habe in der Zeit in meinem Zimmer Fernsehen geguckt und genascht. Darum bin ich auch so dick geworden. Jetzt machen wir jeden Tag eine »Frauenstunde«, nur wir beide. Da ist Mama nur für mich da. Das finde ich richtig gemütlich. Die Süßigkeiten vermisse ich gar nicht.«

Schaffen Sie Rituale!

Rituale geben Geborgenheit und Sicherheit. Sie sind das »Korsett«, ein schützender Rahmen, in dem sich das Kind sicher bewegen kann. Sie helfen in unsicheren Situationen, bei Orientierungs- und Regellosigkeit. Feste Vorgaben bewirken, dass man sich nicht andauernd wieder neu entscheiden muss, sie sind ein Mittel zur Vereinfachung der Welt.

Für das Zusammenleben in einer Familie und darüber hinaus in einer Gesellschaft sind gemeinsame Rituale ganz entscheidend. Sie bieten die Möglichkeit, mit grundlegenden Bedürfnissen umzugehen, wie z.B. Sicherheit, Zuverlässigkeit, und markieren Situationen im Alltag. Wem eine »innere Geradehaltung« schwerfällt, der benötigt eine Stütze.

Allerdings sollten Rituale nicht ins Zwanghafte abgleiten. Sie müssen sinnvoll sein und Spaß machen. Bekannt sind Rituale in Zeiten, die mit dem Kirchenjahr zusammenhängen, wie z.B. an Weihnachten oder Ostern. Belächeln Sie solche Rituale nicht. Schmücken Sie Ihre Wohnung in der Adventszeit mit allem, was dazugehört: Mit Kalender, Kranz mit 4 Kerzen, Lametta als Engelshaar, das ein Weihnachtsengel im Vorbeifliegen auf Ihren Teppich hat fallen lassen, gefüllte Nikolausstiefel und als Höhepunkt zu Weihnachten mit einem Weihnachtsbaum. Gehen Sie mit Ihren Kindern zum Weihnachtsgottesdienst, auch wenn Sie sonst wenig mit der Kirche »am Hut« haben.

Statt überzogener Versprechungen, die er doch nicht einhalten kann, hat sich Stefanies Vater auf einen Kompromiss eingelassen, der verlässlich in die Realität umgesetzt werden kann: Statt »jeden Abend« sagte er nun: Jeden Donnerstagabend bringe ich die Kinder ins Bett und lese ihnen eine Gute-Nacht-Geschichte vor.«

Stefanie: »Ich finde das so schön, dass Papa uns jetzt donnerstags ins Bett bringt. Nachmittags suche ich mir eine Geschichte aus, die er abends vorlesen soll.«

Ich habe für Sie einige Rituale zusammengestellt, die Sie leicht in den Alltag einbauen können. Vielleicht ist dies eine Anregung für Sie, auch bald eigene Rituale zu entwickeln.

Beispiele für Familien-Rituale:

- »Morgens-an-der-Tür-Verabschiedungsritual«
- Sich immer nach der Schule oder dem Kindergarten erkundigen, wie der Tag war, was das Kind erlebt und wie es etwas gemeistert hat.
- Vor dem Essen fassen sich alle an und sagen »Guten Appetit«.
- Abends nach dem Zähneputzen gehen die Kinder ins Bett und bekommen eine Geschichte vorgelesen oder hören ein Hörspiel oder ruhige Musik.
- Samstagmorgen geht Papa los und holt Brötchen.
- Sonntag: Gemeinsame Aktivitäten
- Immer gemeinsam Einkaufslisten erstellen. Das Kind sollte sich immer sein Lieblingsessen wünschen dürfen.
- Feste Zeiten, in denen Haustiere gepflegt oder ausgeführt werden müssen.

Rituale können helfen, den Tag zu strukturieren.

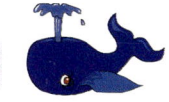

Erkennen Sie die Stärken Ihres Kindes!

Bei Moby Dick erhalten die Eltern auf Elternabenden Tipps zur Erziehung und zum richtigen Umgang mit ihren Kindern. Dabei fällt immer wieder auf, dass viele Eltern übergewichtiger Kinder Schwierigkeiten haben zu erkennen, welchen Schatz sie in ihrem Kind zu Hause haben. Das Problem »Übergewicht« tritt dermaßen in den Vordergrund, dass sie nicht mehr erkennen können, wie hübsch, klug, begabt und nett ihr Sohn oder ihre Tochter ist. Damit dies wieder ins Bewusstsein der Eltern rückt, machen wir bei Moby Dick die Übung »Das gefällt mir an meinem Kind«:

Alle Eltern erhalten bunte Pappkärtchen, dicke Filzstifte und 10 Minuten Zeit. In dieser Zeit sollen sie ohne lange zu grübeln alles aufschreiben, was sie an ihrem Kind toll finden; sie können aufschreiben, so viel sie wollen. Am Anfang läuft die Übung meist zögerlich, alle überlegen, was sie schreiben sollen. Zuletzt ist kaum genug Platz, um alle positiven Aussagen unterzubringen. Da steht dann beispielsweise: »Er hat immer so komische Einfälle ... sie kann sich schon alleine die Schuhe zubinden ... sie hat so schöne Haare ... hilft mir immer beim Einkaufen ... wir lieben dieselbe Musik ... kann in ihrer Klasse am schnellsten rechnen ... er kann mir schon aus der Zeitung vorlesen ... kann mit Bällen jonglieren ... sie steckt mich mit ihrer guten Laune an ... er hat gestern allein den Tisch gedeckt ... spielt schon ganze Lieder auf der Blockflöte.«

Lucas' Mutter: »Auf den Elternfortbildungen bei Moby Dick ist mir wieder klar geworden, was für ein hübscher Kerl in ihm steckt.«

Jede Aussage über das, was die Eltern an ihren Kindern schätzen, wird laut vorgelesen und an die Wand gepinnt. Kleine Begebenheiten, bei denen sie gemerkt haben, wie toll ihr Kind ist oder auch große Begabungen, die sie bewundern. Ähnlichkeiten, aber auch Besonderheiten werden im Gespräch herausgefunden.

Zum Schluss hat jeder den Eindruck, als sei der ganze Raum voller positiver Gedanken an die tollen Sprößlinge, die die Eltern zu Hause haben.

Den Eltern wird so nach langer Zeit wie-der deutlich, dass ihr Kind nicht das »dicke Problem«, die »faule Couchpotato«, der »hässliche Verlierertyp« ist, sondern ein wunderbares, einzigartiges Wesen, für dessen Entwicklung sie Verantwortung tragen.

Von den positiven Gedanken allein wird jedoch kein Kind selbstbewusst. Deshalb folgt bei Moby Dick gleich danach die nächste Übung:

Nun werden die Eltern aufgefordert aufzuschreiben, wann sie ihrem Kind zuletzt gesagt haben, was ihnen an ihm gefällt, wie toll sie es finden und in welcher Weise sie ihrem Kind gezeigt haben, wie sehr sie es lieben.

Es kommen dann beispielsweise folgende Antworten: »Heute morgen beim Frühstück ... gestern nach dem Kindergarten ... letzte Woche ... schon ziemlich lange her, das weiß ich nicht mehr so genau ...« Ein Vater sagte nach sehr langem Überlegen: »Noch nie.« Als alle ihn ungläubig anstarrten, fuhr er fort:« In unserer Familie gibt es solche Gepflogenheiten nicht.«

Nach einer längeren Diskussion folgt die Hausaufgabe: Jeder nimmt sich vor, seinem Kind heute Abend oder morgen früh etwas Nettes zu sagen, um ihm die eigene Wertschätzung zu zeigen. Wieder bekommt jeder Elternteil ein buntes Pappkärtchen, auf das er schreiben soll, was er seinen Kindern sagen will. Dann suchen alle gemeinsam nach einer Lösung für den Vater, der seinem Kind noch gar nichts Liebevolles gesagt hat. Es ist nicht einfach, aber es gibt schließlich eine, die er akzeptieren kann: Er schreibt etwas auf sein Pappkärtchen und sagt, dass er diesen Brief seinem Kind aufs Kopfkissen legen möchte.

Merken Sie, wann es Ihrem Kind gut und wann es ihm schlecht geht?

Manche Väter und Mütter wissen gar nicht, was ihr Kind gerade fühlt. Manchmal ist das auch schwer zu erfahren, insbesondere Teenager verhalten sich oft wie Austern (»Zumachen«) oder wie Igel (»Stacheln zeigen«). Viele Kinder und Jugendliche sagen nicht, wie es ihnen geht und was bei ihnen gerade obenauf liegt. Sie legen oft ein abwehrendes Gebaren (Brummen, Keifen oder Sich-Zurückziehen) an den Tag, hinter dem sich ihre eigentlichen Gefühle wie Enttäuschung, Einsamkeit oder auch nur der Wunsch, in Ruhe gelassen zu werden, verstecken. Das bekommt man dann nur in Erfahrung, wenn man sich wirklich dafür interessiert. Man könnte z.B. fragen: »Was ist los, habe ich dich heute geärgert, ohne es zu wissen?« oder »Möchtest du vielleicht erzählen, was los ist?« oder »Deine Gefühle sind mir nicht gleichgültig. Wenn du aber jetzt lieber alleine sein möchtest, dann sag es mir.«

Bei jüngeren Kindern ist es manchmal wichtig, ihnen zu helfen herauszubekommen, was sie überhaupt fühlen. Haben sie Angst? Sind sie traurig oder wütend? Manche Kinder können Angst oder Wut keinen Ausdruck verleihen. Sie gehen in die »Schmollecke«, wenn sie beispielsweise enttäuscht sind. Kinder dürfen auch auf die Eltern mal sauer sein. Man muss als Eltern nicht täglich zahllose Zornausbrüche über sich ergehen lassen, aber man sollte sich trotzdem selbstkritisch fragen: Gebe ich meinem Kind Anlass zum Zorn, lasse ich seine Äußerung zu und wie reagiere ich? Sage ich zum Beispiel: »Du bist wie dein Bruder so jähzornig«, oder schreie ich zurück? Oder

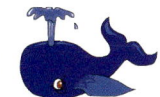

frage ich nach, gebe dem Kind ein Zeichen, dass mir seine Gefühle wichtig sind? Zeigen Sie Gefühl! Wenn man als Gast in eine Familie kommt, spürt man meist sofort das Klima, das in ihr herrscht. Das Familienklima kann frostig kalt sein, bedrückend, distanziert, es kann aber auch offen, warm und herzlich sein (oder alles dazwischen). Das Kind, das in einer Familie aufwächst, nimmt diese Stimmung wahr. Seine Gefühlswelt und Lebensorientierung wird dadurch geprägt. Darf man Gefühle zeigen oder nicht? Darf man weinen, wenn man traurig ist oder nicht? Wenn Eltern dem Kind ständig sagen: »Ein Junge weint nicht!«, dann wird der Junge sich abgewöhnen, seine Traurigkeit zu zeigen. Die elterliche Reaktion auf die Gefühle der Kinder prägt deren Gefühlswelt.

In diesem Zusammenhang müssen sich Eltern fragen, ob Sie selbst in der Lage sind, ihre Gefühle auszudrücken. Zwar sollten sie nicht ihre Kinder als dauernde Klagemauer für eigene Sorgen missbrauchen, aber es ist für Kinder gewiss keine Überforderung, wenn man sie wissen lässt, dass man einen harten Arbeitstag hatte und deshalb nicht mehr in der Lage ist herumzutoben. Leider werden negative Ereignisse oft intensiver wahrgenommen und diskutiert als positive. Aber warum sollte man den eigenen Sohn/die eigene Tochter nicht ebenso an positiven Lebensereignissen als »gleichberechtigte Partner« teilhaben lassen? Bekennen Sie sich zu Ihren Gefühlen, den schlechten wie den guten, und seien Sie in dieser Hinsicht Vorbild für Ihre Kinder!

Haben Sie Ihr Kind heute schon gelobt?

Haben Sie Ihrem Kind heute schon etwas Nettes gesagt? Nein? Dann wird es aber Zeit. Ein Lob ist eine positive Bekräftigung. Wenn Sie Ihr Kind loben, vermitteln Sie ihm das Gefühl, etwas richtig gemacht zu haben. Es kann stolz auf seine Leistung sein. Sie signalisieren ihm: »Ich habe bemerkt, was du getan hast, ich finde es gut, ich freue mich darüber, ich bin stolz auf dich. Mach weiter so!«

Ihnen fällt nichts ein? Hier sind einige Beispiele:

- Heute hast du mir aber schön geholfen.
- Das hätte ich ohne dich nicht geschafft.
- Ich bin sooo stolz auf dich!
- Was du schon alles kannst!
- Das hab ich früher nicht so schnell begriffen.
- Was du für gute Ideen hast!
- Du hast immer so tolle Einfälle.

Stefanie und Lucas

Und so gehen Stefanie und Lucas bzw. deren Eltern mit dem Thema Lob um:

Stefanie

Stefanies Mutter sitzt mit anderen Eltern beim Moby Dick-Elternabend. Sie überlegt, was sie auf das Kärtchen schreiben soll. Da fällt ihr ein, dass die Lehrerin neulich gesagt hat, Steffi könne so schön singen. Sie schreibt auf das Kärtchen: »schöne Stimme«. Am nächsten Tag setzt sie sich zu ihrer Tochter und sagt: »Steffi, willst du nicht in einem Chor mitsingen?« Anfangs zögert Stefanie und sagt dann: »Ja, wenn du meinst.« Bei jeder Aufführung sitzen heute die Eltern möglichst weit vorne und klatschen Beifall.

Stefanies Mutter überlegt auch, wie sie ihre Tochter loben könnte. Eigentlich hat sie nichts gemacht, was ein besonderes Lob verdient hätte. Aber, halt, etwas ist doch anders als sonst, der Fernseher läuft nicht. Als ihre Tochter in die Küche kommt, sagt sie zu ihr: »Du hast heute gar nicht den Fernseher eingeschaltet, als du aus der Schule gekommen bist. Das finde ich toll.« Stefanie sieht sie verblüfft an, dann geht sie zum Schrank, holt die Teller heraus und stellt sie auf den Tisch. Jetzt ist die Mutter verblüfft und nimmt Stefanie in den Arm, drückt sie und sagt; »Steffi, du bist so ein Schatz, wenn ich dich nicht hätte!«

Lucas

Lucas' Mutter nimmt Teil am Moby Dick-Elternabend. Sie hat ein Kärtchen in der Hand und überlegt: Was mag sie an ihm? Früher war er richtig niedlich. Seine dunklen Locken, seine braunen Augen, seine lustige, witzige Art! Jetzt hat er überall Hauteinrisse, seine Brust sieht aus wie bei einem Mädchen. Im Urlaub war es ihr fast peinlich, dass ihn alle anstarrten. Jetzt soll sie aufschreiben, was ihr an Lucas gefällt. Sie überlegt! Dunkle Locken hat er immer noch. Also schreibt sie auf die Karte »dunkle Locken«, dann auf die nächste »braune Augen«. Weiter geht es mit »lustige Sprüche«, »guter Schüler«, » hilft mir oft«, »ist intelligent«, »zuverlässig«, »tapfer«... Zum Schluss hat sie 10 Karten ausgefüllt.

Lucas' Mutter sagt: » Lucas hat jetzt regelmäßig Kontakt zu seinem Vater, der jetzt auch zu den Moby Dick-Eltern-Kind-Nachmittagen geht. Seine Oma wohnt jetzt ganz in der Nähe. Wir hatten kaum noch Kontakt. Aber ich habe den ersten Schritt gewagt, sie angerufen und besucht. Jetzt kommt sie an zwei Tagen in der Woche zu uns. Irgendwie haben alle etwas davon. Lucas genießt, dass sie Zeit für ihn hat, ich genieße, dass sie mich entlastet, und sie freut sich, dass sie gebraucht wird.

Die richtige Ernährung

Richtig essen von klein auf

Zuwendung statt Essen

Wenn ein Baby schreit, hat es entweder Hunger oder die Hose voll. Das Kind wird gestillt, bekommt sein Fläschchen und eine frische Windel. Warum aber schreit es, wenn es satt und gewickelt ist, sein Bäuerchen gemacht hat und Blähungen unwahrscheinlich sind? Richtig: Es schreit nach Zuwendung. Es möchte von Mama oder Papa auf den Arm genommen und herumgetragen werden. Die 9 Monate im Bauch der Mutter haben Maßstäbe gesetzt, die es jetzt nicht missen möchte: Wärme, Nähe, Geborgenheit, Schaukeln, sanftes Wiegen – und das 24 Stunden am Tag.

Wenn Ihr Baby nach Zuwendung schreit, stecken Sie ihm bitte nicht einfach die Flasche oder den Schnuller in den Mund. Lächeln Sie es an, streicheln Sie es, achten Sie auf seine Reaktion. Was das Baby braucht, ist nicht immer das, was in der Flasche drin ist, sondern es ist vielmehr die Zeit der Zuwendung, die die Mutter ihm gewährt, während sie ihrem Kind die Flasche gibt. Wer das verwechselt, füttert sich frühzeitig seinen dicken »Wonneproppen« heran!

Lernen durch Nachahmumg

Je kleiner die Kinder sind, desto mehr lernen sie ganz einfach dadurch, dass Sie beobachten, wie Mutter, Vater, Oma oder Opa etwas tun, und machen es nach. Die Nachahmung steht im Vordergrund. Wenn Sie bei Tisch rülpsen und schmatzen, werden Ihre Kinder das auch tun. Wenn Sie als großes Vorbild mit Messer und Gabel essen, wird Ihr Jüngster das sicherlich auch bald lernen wollen.

Essen »erfahren« – Schmecken, Riechen und Fühlen

Schon ein Baby oder ein kleines Kind nimmt alles, was um es herum geschieht, wie ein Schwamm auf, unbewusst und wahllos: Sprache, Gewohnheiten, Moral, kulturelle Eigenarten. Das funktioniert ganz ohne äußere Einwirkung. Die Entwicklung des Gehirns ist jedoch reizabhängig. Und hier sind Sie am Zuge, liebe Eltern. Die Umgebung wird mit fortschreitendem Alter des Kindes zunehmend bedeutungsvoller. Sie haben es in der Hand, Ihr Kind zu fördern. Pädagogen wie Montessori sprechen auch von »sensitiven Phasen«,

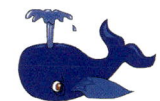

in denen Kinder besonders empfänglich für neue Fähigkeiten und Fertigkeiten sind. In solchen Phasen erforscht das Kind Zusammenhänge und Funktionen so lange, bis es sie verstanden hat und beherrscht.

Bis zum Alter von 6 Jahren lernen Kinder nicht nur Sprachen »im Vorübergehen«. Sie haben einen inneren Bewegungsdrang, lieben Ordnung und Sozialverhalten. Wenn Sie Ihr Kind beobachten, dann merken Sie, was für Ihr Kind gerade von Interesse ist. Verbieten Sie nicht zu viel, sondern lassen Sie es einfach ausprobieren, was es interessiert. Durch Ihre Zuwendung und Förderung entfalten sich die Veranlagungen, die dem Kind bei der Geburt mitgegeben wurden. Verbieten Sie es beispielsweise dem Kind nicht, in der Küche mitzuhelfen. Kinder kochen und backen sehr gerne selbst. Auch weil sie all das fühlen, riechen und schmecken wollen, was man für ein Gericht oder einen Teig braucht. Nutzen Sie das Interesse Ihres Kindes zum Ausprobieren verschiedener Lebensmittel. Kinder lernen mit allen Sinnen. Sie müssen matschen, fühlen, riechen, schmecken, hören und sehen!

Lassen Sie also Ihr Kind auch im Kuchenteig herumkneten. Es fühlt dann, wie seine Konsistenz ist. Muss noch etwas Milch dazu, dann wird der Teig weicher; wenn man mehr Mehl dazu gibt, wird er fester. In der Küche riecht es nach Vanille, es duftet nach Zitrone, es schmeckt süß, sauer, bitter. Wenn das Kind durch die Glasscheibe schaut, kann es beim Backvorgang sehen, wie der Kuchen sich ausdehnt, aufgeht, es hört, wie der Obstbelag brutzelt und zischt. Welch ein Erlebnis ist das gemeinsame Kuchenbacken für ein Kind, und was entgeht ihm, wenn Sie den Kuchen im Supermarkt kaufen!

Bei Moby Dick werden Geschmacks-, Geruchs- und Gefühlstests durchgeführt. Die Kinder sollen mit verbundenen Augen Lebensmittel kosten, fühlen, riechen und dann raten, um was es sich handelt. Genau das können Sie auch zu Hause mit Ihren Kleinen in der Küche durchführen: Bereiten Sie zunächst beispielsweise eine Schale mit verschiedenen Gemüsesorten vor und verbinden Sie Ihren Kindern die Augen. Dann wird ein Gemüseschnitz nach dem anderen aus der Schüssel genommen, gefühlt, gerochen, geschmeckt und geraten, was es ist. Wer die meisten Treffer hat, ist »Ratesieger«. Anschließend machen die Kinder etwas Ähnliches mit Ihnen. Das muss natürlich etwas schwieriger sein: z.B. verschiedene Brot-, Käse- oder Wurstsorten oder andere Leckereien auf die gleiche Weise erraten.

Die richtige Sättigung

Ihr Kind sollte auch lernen, Lebensmittel nicht hinunterzuschlingen, sondern ausreichend zu kauen, damit es merkt, dass es satt ist. Denn das Sättigungs-gefühl stellt sich erst nach 15–20 Minuten ein. Ist man aber bereits nach 10 Minuten mit dem Essen fertig, ist möglicherweise durch das zu schnelle Essen mehr gegessen worden als nötig. Langsam essen kann man trainieren.

Hunger-Appetit-Sättigung

Aufgabe: Versuche jedes Lebensmittel in der Tabelle ca. 30-mal zu kauen. Wie lan-ge das Lebensmittel wirklich gekaut werden konnte, ist in die erste Spalte einzu-tragen. Daneben sollte geschrieben werden, wie viel Zeit dafür benötigt wurde.

Lebensmittel	Wie oft wurde das Lebensmittel gekaut?	Wie lange hat es gedauert?
Vollkornbrot		
Paprika		
Weißbrot		
Apfel		
Wurst		

Die Eltern prägen den Geschmack des Kindes mit

Ob die Vorliebe für Süßigkeiten angeboren ist oder nicht, verstärkt wird sie in jedem Fall dann, wenn Eltern Süßigkeiten (wie Schokolade oder Bonbons) als Belohnung einsetzen, wenn das Kind etwas zur Zufriedenheit der Eltern gemacht hat. Dadurch lernt das Kind: ›Schokolade und Bonbons haben etwas mit zufriedenen Eltern zu tun. Süßigkeiten sind lecker und gut. Ich bekomme sie von meinen Eltern, wenn ich etwas gut gemacht habe.‹

Und: Kein Kind wird Äpfel lieben, wenn die Mutter sie hasst und dieses vor den Augen des Kindes in Worten und Gesten zum Ausdruck bringt! Wollen Sie, dass sich die Ernährung Ihres Kindes ändert, müssen auch Sie mit gutem Beispiel vorangehen!

Die Macht der Gewohnheit

Kennen Sie diese Situation? Sie haben extra eingekauft, es stehen erlesene und teure Lebensmittel auf dem Küchentisch. Sie haben sich vorgenommen, Ihre Familie mal richtig zu verwöhnen und suchen gerade die passenden

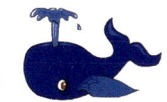

Rezepte. Da steckt Ihr Kind die Nase durch die Tür, sieht all die Lebensmittel, die da liegen, und fragt beiläufig, ob es auch Nudeln gibt. – Macht nichts, das ist ganz normal. Kinder können wochenlang Nudeln essen. Immer das Gleiche, ohne Abwechslung. Das kennen sie, das lieben sie, das ist die »Macht der Gewohnheit«. Aber trösten Sie sich, wenn es monatelang wirklich nur Nudeln geben würde, hätten sie bald genug davon. Stellen Sie, auch wenn es frustrierend erscheint, immer wieder einmal etwas Neues auf den Tisch. Bieten Sie es Ihrem Kind an, aber zwingen Sie es nicht, davon zu essen. Irgendwann mag es sogar Oliven.

Tischmanieren

»Iss zu Hause, als ob du beim König wärst, dann kannst Du beim König essen, als ob Du zu Hause wärst.«

Selbst wenn man nicht so häufig bei »Königs« zum Essen eingeladen ist, lohnt es sich, zu Hause auf gute Tischmanieren zu achten. Das klappt am besten, wenn Sie es von Anfang an, d.h. wenn das Kind noch klein ist, richtig machen. Essen ist etwas Schönes! Zelebrieren Sie es. Decken Sie den Tisch. Legen Sie eine Decke auf. Benutzen Sie richtiges Geschirr, keine Pappteller oder -becher. Stellen Sie eine Vase mit Blumen auf den Tisch. Legen Sie als Besteck Messer, Gabel, große und kleine Löffel auf. Benutzen Sie Servietten. Für den täglichen Gebrauch darf es auch ein Blatt von der Küchenrolle sein, das Sie zusammengefaltet unter das Besteck oder auf den Teller legen. Stellen Sie nicht die Töpfe auf den Tisch, füllen Sie, was Sie gekocht haben, in Schüsseln! Legen Sie als Tischmusik eine CD auf, mit Musik, die alle mögen. Wenn es die nicht gibt, verzichten Sie auf Tischmusik.

Eigentlich haben Martins Kinder gute Manieren, aber heute gab es beim Mittagessen einen Aufstand. Die 7-jährige Tochter hat ihrem Bruder ins Essen gespuckt. Martin war erst sprachlos, dann hat er losgebrüllt wie ein Löwe und sie rausgeschmissen. Danach hat ihn ein schlechtes Gewissen geplagt und er hat sich gefragt, ob das richtig war. Die Antwort: Es war goldrichtig. Kinder brauchen klare Grenzen. Er hat seiner Tochter ganz deutlich und unmittelbar, nachdem sie sich daneben benommen hat, konsequent gezeigt: So wird in der Familie nicht miteinander umgegangen. Genau dies ist der Sinn von Tisch- und Benimmregeln. Sie sollten klare Grenzen setzen.

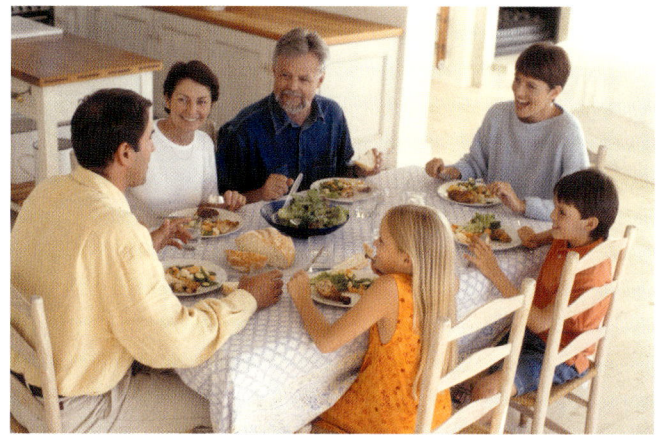

Gemeinsame Mahlzeiten mit der ganzen Familie sind ein wichtiger Bestandteil, um ein normales Verhältnis zum Essen zu entwickeln. Besonders viel Spaß macht das gemeinsame Essen mit mehreren Generationen.

Stellen Sie gemeinsam klare Tischregeln auf, beispielsweise:

1. Alle fangen gemeinsam an zu essen.
2. Am Tisch wird nicht gestritten.
3. Keiner schimpft bei Tisch.
4. Keiner spielt und matscht mit dem Essen herum.
5. Keiner rülpst oder bohrt in der Nase.
6. Vor dem Essen werden Hände gewaschen.
7. Alle decken gemeinsam auf und nach dem Essen wieder ab.

Der kanadische Psychologe Scott Woodring hat es auf den Punkt gebracht: Man kann Kindern schaden, wenn man sie vor Regeln »beschützt«. Wichtig ist, dass Sie nicht nur klare Regeln festlegen, sondern dass Sie sie auch durchhalten. Häufig haben Kinder im Familienalltag schon so viel Macht, dass die Autorität der Eltern gänzlich verloren gegangen ist. Bleiben Sie standhaft, dann wissen die Kinder, dass sich Protest nicht lohnt. Es geht hier nicht darum, Ihrem Nachwuchs zu gefallen. Je klarer die Regeln sind, desto besser verstehen die Kinder, was sie tun sollen. Wenn die Bedürfnisse der Kinder überbetont werden und die Bedürfnisse der Eltern im Familienalltag keinerlei Beachtung mehr finden, gerät die Familienbalance aus dem Gleichgewicht.

Der Begriff »Hätschelphilosophie« bezeichnet treffend eine kindgesteuerte Lebensform, in der die Wünsche der Kinder die Entscheidungen der Eltern bestimmen. Die Eltern haben ihre Autorität aufgegeben, denn Nachgeben ist bequemer. Die Kinder lernen dann von solchen Eltern nicht die Verhaltensre-

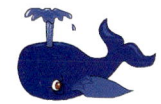

geln und Grenzen, die sie brauchen, um sich zu entwickeln und erwachsen zu werden. Die Folgen von elterlicher Nachgiebigkeit sind dann verwöhnte, fordernde, aber auch unglückliche und ängstliche Kinder.

Die wichtigen Nährstoffe

Wir essen und trinken. Die Nahrung ist Treibstoff für unseren Körper. Im Mund werden einzelne Nahrungsbestandteile anverdaut. Die eigentliche Verdauung findet dann im Dünndarm durch Enzyme, die die Nährstoffe aufspalten, statt. Über den Darm werden Nährstoffe und Wasser ins Blut aufgenommen und zu den Organen transportiert. Was an »Abfall« übrig bleibt, wird über Nieren und Enddarm ausgeschieden.

Wir nehmen Nahrungsmittel auf, um leben zu können. In den Nahrungsmitteln sind die Nährstoffe Kohlenhydrate, Eiweiß (Proteine) und Fette enthalten. Diese fasst man unter dem Begriff »Makronährstoffe« zusammen. Dazu kommen die »Mikronährstoffe« wie Mineralien, Vitamine, Spurenelemente und sekundäre Pflanzenstoffe (Bestandteile pflanzlicher Lebensmittel mit gesundheitsfördernder Wirkung).

Die energetische Verteilung der Hauptnährstoffe

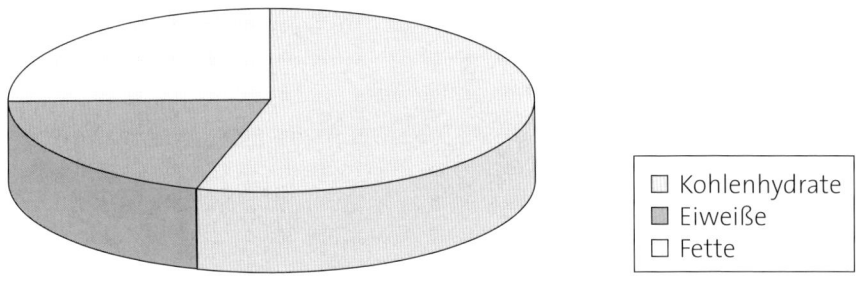

Die Zusammensetzung der Hauptnährstoffe: In der Regel 55–60% Kohlenhydrate, 15% Eiweiß und 25–30% Fett. Je nach Entwicklungsphase des Kindes muss ein Mehrbedarf an bestimmten Nährstoffen gedeckt werden.

Makronährstoffe

Befassen wir uns vorerst mit den Makronährstoffen:

Kohlenhydrate

Kohlenhydrate machen energetisch gesehen den Hauptbestandteil unserer Nahrung aus. Sie sind ein wichtiger Energielieferant für den Organismus, denn sie stellen den Zellen Energie zur Verfügung.

Über die Nahrung werden langkettige (polymere bzw. komplexe) und einfache (monomere) Kohlenhydrate aufgenommen. Grundbausteine aller Kohlenhydrate sind dabei die Einfachzucker (z.B. Glukose, Fruktose/Fruchtzucker, Galactose). Aus den Einfachzuckern, auch Monosaccharide genannt, werden langkettige Kohlenhydrate aufgebaut.

Über die Nahrung nimmt der Mensch hauptsächlich verdaubare, aber auch unverdaubare Kohlenhydrate auf. Letzteres sind die sogenannten Ballaststoffe, für den Menschen gar nicht oder kaum verdaubare Faserstoffe. Folglich erreichen diese unverdauten Nahrungsbestandteile den Dickdarm und können dort ggf. durch die Darmbakterien zum Teil aufgespalten und verwertet werden. Ballaststoffe haben zudem die Eigenschaft, Wasser anzuziehen und damit das Stuhlvolumen zu vergrößern. Dadurch wiederum wird die Darmtätigkeit angeregt und damit auch die Stuhlentleerung. Vollkornbrot und Müsli mit Vollkornhaferflocken sind von besonderer Bedeutung, da sie deutlich länger gekaut werden müssen als Weißbrot oder Weißbrötchen, schneller satt machen und länger satt halten. Die Folge ist, dass man weniger isst.

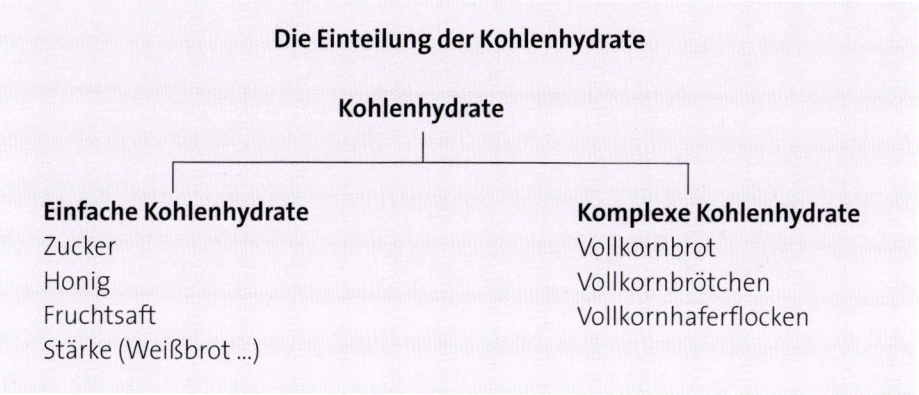

Die Einteilung der Kohlenhydrate

Kohlenhydrate

Einfache Kohlenhydrate
Zucker
Honig
Fruchtsaft
Stärke (Weißbrot ...)

Komplexe Kohlenhydrate
Vollkornbrot
Vollkornbrötchen
Vollkornhaferflocken

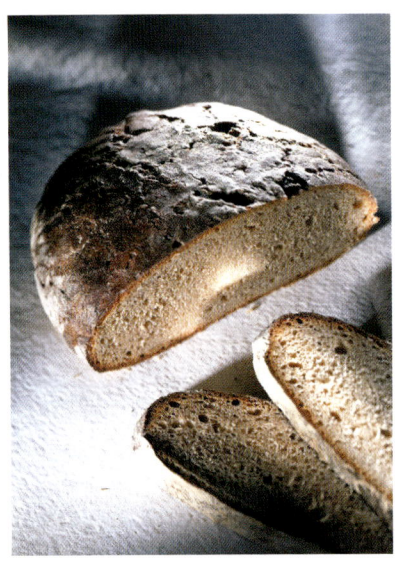

Für die Ernährung bei Kindern gilt generell:

- Getreideprodukte sollten reichlich verzehrt werden, aber nach Möglichkeit in der Vollkornvariante.
- 55 % der täglichen Energie sollten über Kohlenhydrate bezogen werden.

Beispielhafte Verteilung der Kohlenhydrate über den Tag (s. S. 96):

- 1. Frühstück: Müsli mit Kiwi und Weizenkeimen (oder Knäckebrot Roggenvollkorn)
- 2. Frühstück: Vollkornbrot und Gemüse
- Mittagessen: Bratkartoffeln und Salat
- Nachmittagsmahlzeit: Rosinenbrötchen, Banane
- Abendessen: Vollkornbrot und Obst

Im Weißbrot sind die Kohlenhydrate weniger komplex und daher für die Enzyme leichter aufspaltbar. In einem Vollkornbrot befinden sich dagegen komplexe Kohlenhydrate, die sogenannten Ballaststoffe. Diese Stoffe können kaum bzw. nur sehr langsam und nur in kleinen Bruchstücken für den Organismus bereitgestellt werden, folglich dauert die Verdauung länger.

Dass in einem Brot und in einem Stück Zucker derselbe Stoff enthalten ist, kann man mit einem einfachen Experiment testen: Man behält das Brot ca. 10 Minuten im Mund und kaut es. Dann können die Enzyme, die wir im Speichel besitzen, mit der Kohlenhydrataufspaltung beginnen. Gegen Ende der 10 Minuten wird ein deutlich süßer Geschmack wahrnehmbar. Das ist mit dem chemischen Aufbau der Stärke, die sich im Mehl befindet, erklärbar. Wird die Stärke gekaut, dann werden kleinere Glukose-Einheiten frei, die den süßlichen Geschmack besitzen. Diese Kohlenhydrate brauchen länger, um ihren süßen Geschmack zu entfalten, weil sie nicht so leicht aufzuspalten sind. Im Vergleich dazu schmeckt man die Süße beim Verzehr von Zucker sofort.

Versteckter Zucker

Mit dem Moby Dick-Würfelzuckertest wird Ihr Kind verstehen, was versteckter Zucker ist: Kaufen Sie eine große Packung Würfelzucker sowie eine Flasche (500 Gramm) Tomatenketchup, 1 Liter Cola und einen kleinen Becher mit Kinderjoghurt.

Erklären Sie Ihrem Kind, dass in 500 Gramm Tomatenketchup so viel Zucker wie in 55 Stück Würfelzucker enthalten ist, die ihr Kind abgezählt daneben aufschichten sollte. In einer Literflasche Cola ist so viel Zucker wie in 37 Stücken Würfelzucker enthalten; auch diese sollte Ihr Kind abzählen und daneben legen. Ein Kinderjoghurt enthält, so klein wie er ist, noch so viel Zucker wie 6 Würfelstücke.

Wenn Ihr Kind Ketchup, Cola und Joghurt vor sich auf dem Tisch mit den Zuckerwürfelbergen daneben stehen hat, muss es wahrscheinlich erst einmal den Schock verdauen, den es bekommen hat. Dann aber ist es offen für gesündere Alternativen:

- Ketchup lässt sich in vielen Fällen durch Tomatenmark ersetzen. Das schmeckt z.B. wunderbar auf Schulbroten unter Käse und Wurstaufschnitt; anstelle von Butter und Margarine kann man auch mal Senf oder Tomatenmark versuchen!
- Stark zuckerhaltige Getränke, wie zum Beispiel Limonade, sollte Ihr Kind nur selten trinken oder aber wenigstens verdünnt. Cola gehört, wegen des enthaltenen Koffeins, überhaupt nicht in die Ernährung von kleineren Kindern.
- Joghurt sollten Sie pur und nicht als Fruchtjoghurt kaufen und selbst frisches Obst hineinschnippeln, denn der gekaufte Fruchtjoghurt enthält viel Zucker und/oder Fett.

Manchmal heißt Zucker auf der Zutatenliste auch anders: Glukose oder Glukosesirup (Traubenzucker), Saccharose (Haushaltszucker), Fruktose oder Fruktosesirup (Fruchtzucker, Laktose (Milchzucker), Melasse, Rohrzucker, brauner Zucker, Maltodextrin, Maltitsirup, Invertzucker, Karamell, Dicksaft oder Honig.

In allen Fällen handelt es sich um Zucker. Er ist nicht gesund, führt zu Übergewicht und sollte sparsam verwendet werden.

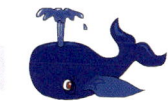

Der Zuckergehalt von bei Kindern beliebten Lebensmitteln

Lebensmittel	Würfelzuckerstücke
100 g Zucker	33
200g Milchspeiseeis	14
100 g Kinderschokolade	13
1 Karamel-Riegel (Mars, Nuts u.Ä.)	13
50 g Waffeln mit Schokolade (Duplo, Hanuta, Rider, Ballisto)	5
1 Tafel Schokolade, Alpenmilch, 100 g	19
Schoko-Pudding (100g)	7
1 Tüte Gummibärchen, 250 g	63
Kaugummi, 10 Streifen	10
Nutella, 400 g Glas	72
1 Flasche Limonade oder Cola, 0,5 l	18
Eistee, 1 l	20
1 Portion Smacks, 35 g	5
Trinkschokolade, Pulver, 400 g	107
Ketchup, 400 ml	44
Pommes Frites (1 Portion)	14
Big Mac	15
Hamburger	11
Cheeseburger	11
Chicken Nuggets (9 Stück)	8
1 Fruchtjoghurt, 150 g	7
100g Vollkornbrot	13
100 g Weizenbrötchen	19
100 g Ananas, roh	4
100 g Banane, roh	7
100 g Banane, getrocknet	25
100 g Kirschen roh	5
100 g Kirschen, Konfitüre	20

1 Stück Würfelzucker entspricht 3 g Zucker.

Eiweiß (Proteine)

Proteine sind organische Stickstoffverbindungen, die aus Aminosäuren zusammengesetzt sind. Durch eine unterschiedliche Reihenfolge der Aminosäuren sind die verschiedenen Proteine charakterisiert.

Eiweiße sind in vielerlei Hinsicht wichtig für den menschlichen Organismus. Sie dienen dem Aufbau von Gewebe (Muskulatur), insbesondere im Kindesalter, bei Heranwachsenden und in der Schwangerschaft. Zum anderen bilden sie körpereigene Proteine wie z.B. Enzyme, Transportproteine, Hormone und Immunproteine und sind Grundbaustein von Signalstoffen wie z.B. Adrenalin. Außerdem regulieren Proteine den Blutzuckerspiegel durch Beeinflussung der Glukoneogenese (Synthese von Glukose bei Hunger).

Der Körper ist auf eine konstante Eiweißzufuhr angewiesen, da kein Stickstoffspeicher vorhanden ist. Der Eiweißbedarf kann sowohl mit tierischen (Fleisch, Fisch, Eier, Milch) als auch mit pflanzlichen (Brot, Kartoffeln, Gemüse) Eiweißen gedeckt werden, wobei das Verhältnis von pflanzlichen zu tierischen Proteinlieferanten 2/3 zu 1/3 sein sollte. Denn bei einer hohen Zufuhr von tierischen Proteinen treten unerwünschte Eiweißbegleitstoffe wie Cholesterin, gesättigte Fettsäuren und Purine auf.

Unser Körper braucht Eiweiße, um Muskeln und Zellen aufzubauen. Kinder haben deshalb einen höheren Eiweißbedarf als Erwachsene. Erwachsene benötigen 0,8 g/kg Körpergewicht am Tag; Kinder von 1–4 Jahre: 1,0 g/kg; Kinder bis 19 Jahre: 0,9 g/kg Körpergewicht am Tag.

Eiweißmangel spielt in den Industriestaaten keine Rolle, während er in vielen Entwicklungsländern von großer Bedeutung ist. Denn in den Industrieländern stehen ganzjährig alle Lebensmittel zur Verfügung und das Angebot ist groß.

Durch die schlechtere wirtschaftliche Lage, die generelle Knappheit an Gütern und Lebensmitteln und durch den geringen Verzehr von Fleisch (Fleisch gilt als eine der Haupteiweißquellen) ist die Situation in den Entwicklungsländern weitaus schlechter. Dort kommt es häufig zu Eiweißmangel. Da das Eiweiß der Hauptbaustoff im menschlichen Organismus ist, kommt es dadurch zu Symptomen wie zum Beispiel Antriebsschwäche, Muskelschwund oder Wundheilungsstörungen. In schlimmen Fällen tritt die Eiweißmangelerkrankung »Kwashiorkor« auf. Die Kinder, die darunter leiden, haben aufgetriebene Bäuche, Ödeme und Wachstumsstörungen. Ein massiver Eiweißmangel kann bis zum Tod führen!

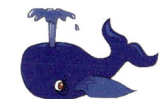

Bei der Eiweißversorgung gilt folgendes:

■ Eiweißreiche Lebensmittel sollten mäßig verzehrt werden. In Energieprozenten ausgedrückt bedeutet das: 15 % der täglichen Nahrungsaufnahme sollte aus Eiweißen bestehen.

Eine beispielhafte Verteilung der Eiweiße über den Tag (s. S. 96):

■ 1. Frühstück: Trinkmilch, Naturjoghurt (zum Müsli)
■ 2. Frühstück: Wurst oder Käse (auf dem Vollkornbrot)
■ Mittagessen: Schinken und Ei (zu den Bratkartoffeln)
■ Abendessen: Naturjoghurt oder Wurst / Käse zum Brot

Fette

Fette sind eine Verbindung aus einem Alkohol (Glycerin) und entsprechenden Fettsäuren. Sie gehören neben den Kohlenhydraten und den Eiweißen zu den Hauptnährstoffen und liefern mit 9 kcal/g circa doppelt so viel Energie für den Menschen wie Kohlenhydrate und Eiweiße. Darüber hinaus brauchen wir Fette zum Bau von Körperzellen, sie polstern uns und schützen unseren Körper vor Kälte. Fette sind Träger von Aromastoffen, die das Essen verfeinern, und sie transportieren lebensnotwendige Vitamine. Die fettlöslichen Vitamine E, D, K, A, können dem Körper nur nützen, wenn sie an Fett gebunden werden. Auch unser Gehirn besteht zum großen Teil aus Fett.

Man unterscheidet Fette nach ihrem Fettsäuremuster: Fettsäuren können gesättigt sein oder ungesättigt. Allgemein kann man sagen, dass ungesättigte Fettsäuren essenziell für den menschlichen Körper sind. Die bekanntesten Beispiele für essenzielle (mehrfach ungesättigte) Fettsäuren sind Linolensäure und Linolsäure. Sie sind hauptsächlich in pflanzlichen Lebensmitteln enthalten, aber auch Fische (z.B. Lachs, Hering, Makrele, Thunfisch) sind gute Lieferanten dafür. Linolsäure ist Bestandteil von Sonnenblumenöl und Linolensäure von Leinen- und Rapsöl.

In der Regel sollten ca. 30% der täglich benötigten Energie über Fette gedeckt werden, wobei die Mischung von essenziellen und nichtessenziellen Fettsäuren zu beachten ist. Es sollten weniger als 10% der Energie aus gesättigten Fetten (z.B. Butter), mehr als 10% aus einfach ungesättigten (z.B. Olivenöl, Rindertalg) und ungefähr 7–10% aus mehrfach ungesättigten Fettsäuren (z.B. Maiskeimöl, Sojaöl, Erdnussöl) stammen.

Wenn wir mit der Nahrung mehr Energie zu uns nehmen, als wir verbrauchen können, dann wird der Überschuss größtenteils in Form von Fett gespeichert. Fette sollten laut den Ernährungsempfehlungen des Forschungsinstitutes für Kinderernährung in Dortmund in der Kinderernährung sparsam eingesetzt werden.

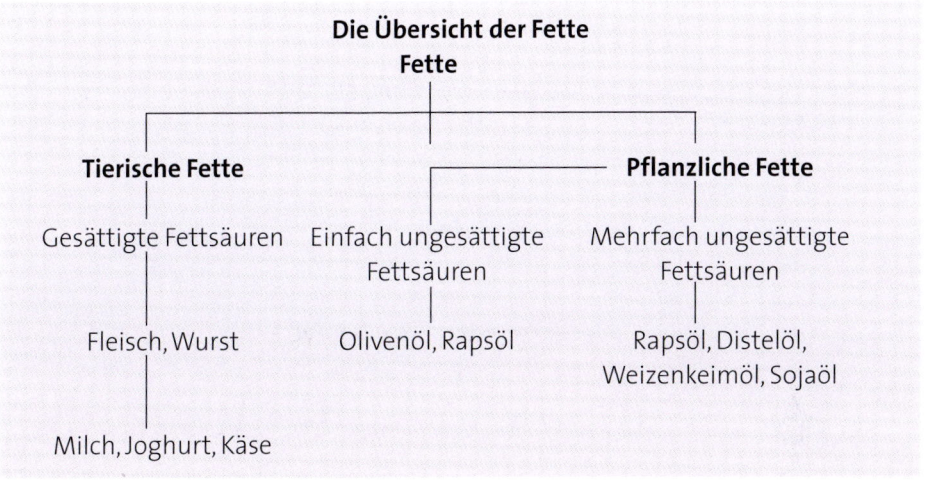

Die Übersicht der Fette
Fette

Tierische Fette   **Pflanzliche Fette**

Gesättigte Fettsäuren   Einfach ungesättigte   Mehrfach ungesättigte
Fettsäuren   Fettsäuren

Fleisch, Wurst   Olivenöl, Rapsöl   Rapsöl, Distelöl,
Weizenkeimöl, Sojaöl

Milch, Joghurt, Käse

Bei der Fettversorgung gilt folgendes:
- Fettreiche Lebensmittel sollten sparsam verwendet werden.
- In Energieprozenten ausgedrückt bedeutet das: Höchstens 30 % der täglichen Nahrungsaufnahme sollten aus Fetten bestehen.

Eine beispielhafte Verteilung der Fette über den Tag:
- 1. Frühstück: Butter als Streichfett auf dem Vollkornbrot
- 2. Frühstück: Margarine als Streichfett auf dem Vollkornbrot; Fett aus der Wurst
- Mittagessen: Rapsöl zum Anbraten (bei den Bratkartoffeln)
- Nachmittagsmahlzeit: Butter als Streichfett auf dem Rosinenbrötchen
- Abendessen: evtl. Margarine oder Butter als Streichfett auf dem Knäckebrot

Verstecktes Fett
Beim Anblick von Butter, Margarine und Öl weiß jeder: Da ist Fett enthalten. Vielen anderen Lebensmitteln sieht man das aber nicht an. Besonders allen, die paniert, in Fett vorgebacken bzw. frittiert sind. Auch wenn sie abgekühlt, haltbar gemacht, tiefgefroren und in appetitlichen Packungen zum Verkauf angeboten werden: Das Fett ist immer noch drin. Vermeiden Sie daher

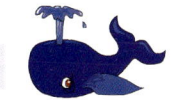

panierte Produkte, die Panade saugt sich mit Fett voll. Drei Viertel Fett lässt sich einsparen, wenn Sie Hähnchen, Schwein oder Putenfleisch unpaniert, also natur braten. Wenn Sie doch einmal etwas Paniertes auf den Tisch bringen wollen, legen Sie die panierten Teile vor dem Servieren auf Küchenpapier; ein Teil des heißen Fettes wird dann vom Papier aufgesaugt und kommt in den Abfall und nicht auf den Teller. Und benutzen Sie zum Braten eine beschichtete Pfanne, dann brauchen Sie kein oder wenig Bratfett. Generell gilt, dass 1 Teelöffel Öl zum Braten ausreichen sollte. Viel Fett versteckt sich auch in Fertigsoßen, Fertigsalaten und Fertigaufstrichen.

Fett ist ein Geschmacksträger. Deshalb wurde früher (und wird in manchen Familien noch heute) alles mit einem Klacks Butter verfeinert. »Nun wollen wir mal Butter bei die Fische tun«, sagt der Hamburger. Wer gut kocht, hat das nicht nötig. Benutzen Sie zum Verfeinern z.B. Kräuter und statt Butter lieber saure Sahne, Milch oder Kondensmilch. Ein gehäufter Teelöffel Fett (z.B. Butter) entspricht ca. 9 Gramm Fett. So viel versteckt sich in einer Portion (200g) Tiefkühl-Pommes. Dreimal so viel, also 3 TL, versteckt sich in einer Portion Hähnchen-Nuggets. Fünfmal so viel, also 5 TL Fett, versteckt sich in einer Fertigpizza mit Salami.

Was Gemüse anbelangt: Wenn Sie Gemüse dünsten oder es »al dente«, also nicht verkocht, servieren, sieht es nicht nur farbiger und appetitlicher aus, auch der Eigengeschmack bleibt erhalten und Sie können auf zusätzliche Butter oder Saucen verzichten!

Stefanies Mutter: »Mit dem Kochen hab ich mir immer schon Mühe gegeben. Aber ich habe viel zu viel Fett benutzt. Für mich gehörte reichlich Sahne in die Soße und Butter ans Gemüse. Bei Moby Dick habe ich gelernt, wie man fettarm und trotzdem lecker kochen kann.«

Auch Wurst enthält viel verstecktes Fett: Bei Putenbrust, Hähnchenbrust, Schinken (wenn man den Fettrand abschneidet und wegwirft), Corned Beef, Roastbeef und Aufschnitt in Aspik liegt der Fettgehalt unter 10%. Bis 20% Fettgehalt hat Schweinebraten, Kassler, Geflügelmortadella, bis 30% Fettgehalt hat z.B. Bratwurst, Blutwurst, bis 40% Fettgehalt ist versteckt in Salami, Mettwurst, Teewurst, Leberwurst und anderen Streichwürsten.

Vorsicht ist auch geboten bei Knabberzeug wie Chips, Erdnüssen, Flips und dergleichen. Hier bieten Salzstangen eine fettärmere Alternative!

Kuchen und Gebäck enthält nicht nur viel Zucker, sondern mitunter auch viel Fett. Genießen Sie solche Köstlichkeiten nicht täglich, sondern nur an besonderen Tagen, z.B. am Sonntag oder wenn jemand Geburtstag hat. Und dann lieber Obstkuchen als Sahnetorte und Rührkuchen.

So viel Fett ist in:

Wurst (je 30 g)	Fettgehalt in Gramm
Blutwurst (30 g)	12
Salami (30 g)	15
Teewurst	12

Fleisch (125 Gramm Rohgewicht)	Fettgehalt in Gramm
Brathuhn (mit Haut)	21,9
Hackfleisch, gemischt	12,5
Lammkotelett	44
Schweinekotelett, mittelfett	12,1
Schweinehaxe	15,3

Käse (30 Gramm)	Fettgehalt in Gramm
Briekäse, 50 % F.i.Tr.	8
Camembert, 60 % F.i.Tr.	10
Camembert, 45 % F.i.Tr.	7
Doppelrahmkäse, 60 % F.i.Tr.	10
Gouda, 45 % F.i.Tr.	9

Kartoffeln (Zubereitungsart)	Fettgehalt in Gramm
Bratkartoffeln, selbst zubereitet (200 g)	15
Kartoffel, ohne Schale (1 St., ca. 60 g)	In Spuren
Kartoffelchips (50 g)	20
Kartoffelpuffer, selbst zubereitet (1 St., 50 g)	5
Pommes frites, fritiert (1 Portion, 150 g)	22
Pommes frites, gebacken (1 Portion, 150 g)	7

Fisch (Art)	Fettgehalt in Gramm
Heringssalat (100 g)	24
Lachs (150 g)	20
Makrele (150 g)	17
Thunfisch, in Öl (50 g)	10

Nüsse (100 Gramm)	Fettgehalt in Gramm
Erdnüsse	48
Haselnüsse	61
Kokosraspel	62
Mandeln	54
Pistazienkerne	52

Die wichtigen Nährstoffe

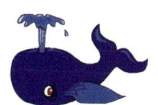

Süßes (Art)	Fettgehalt in Gramm
Blätterteigstückchen, im Durchschnitt (60 g)	18
Bounty (2 Riegel, 65 g)	18
Mars (1 Riegel, 65 g)	12
Nuss-Nougat-Creme (1 TL, 10 g)	3
Sahnetorte, im Durchschnitt (140 g)	35
Waffeln, Rührteig (200 g)	24

Quelle: www.aok.de

Was ist denn nun schlecht an der guten alten Butterstulle? Nichts: Ihr Kind soll weiterhin sein »Bütterchen«, seine »Bemme«, seine »Schnitte«, sein »Sandwich« zum Abendbrot essen.

Der Moby Dick-Tipp: Dicke Stulle, am besten aus Vollkornbrot oder -brötchen, dünn die Butter und den Aufschnitt. Für Kinder, die zu Übergewicht neigen, statt Butter oder Margarine milden Senf oder Tomatenmark aufstreichen. Dazwischen Salat, Gurke oder Tomate legen.

Mikronährstoffe

Wenden wir uns nun den Mikronährstoffen zu:

Als Mikronährstoffe werden Stoffe bezeichnet, die in geringen Mengen lebensnotwendig für den menschlichen Organismus sind. Dazu gehören die Vitamine, Spurenelemente (Eisen, Fluor, Jod ...) und Mengenelemente (Calcium, Natrium, Phosphor, Magnesium ...). Im Gegensatz zu den Makronährstoffen (Kohlenhydrate, Fette und Eiweiße) liefern sie keine Energie, sind aber notwendig, um Stoffwechselvorgänge am Laufen zu halten.

Vitamine

Vitamine werden zum Teil bei der Herstellung bestimmter Eiweiße benötigt und sind im Allgemeinen wichtig für die Gesunderhaltung und die Stärkung des Immunsystems.

Die Gruppe der Vitamine lässt sich in zwei Untergruppen aufteilen, man unterscheidet sie nach ihrer Löslichkeit in fettlösliche und wasserlösliche Vitamine: Wasserlösliche Vitamine können sich im Organismus frei verteilen und sind oft im Blut und zwischen den Zellen wirksam. Die fettlöslichen Vitamine hingegen sind bei der Resorption in den Organismus und beim Transport zum Wirkungsort auf einen Transportstoff angewiesen. Deshalb ist es notwendig, fettlösliche Vitamine mit Fett zusammen aufzunehmen, beispielsweise einen Salat mit Öl anzureichern. Dann können sich die fettlöslichen Vitamine des Salats mit dem Fett verbinden und werden in den Körper aufgenommen.

Wasserlösliche Vitamine werden in der Regel bei einer zu hohen Zufuhr ausgeschieden, (Ausnahme: Vitamin B 12), fettlösliche Vitamine können sich im Körper anreichern.

Mineralstoffe

Mineralstoffe werden in Mengenelemente und Spurenelemente eingeteilt. Spurenelemente sind z.B. Eisen, Fluor, Jod ... Jod ist ein wichtiger Bestandteil des Schilddrüsenhormons und wichtig für die Funktion der Schilddrüse (Jodmangel führt zu einer Schilddrüsenunterfunktion und zur Kropfbildung). Zu den Mengenelementen gehören z.B. Natrium, Phosphor, Magnesium und Calcium. Calcium ist für den Körper essenziell zum Erhalt der Knochendichte und -stabilität.

Mineralstoffe dienen, wie auch die Vitamine, dem Erhalt lebensnotwendiger Regelkreisläufe.

Empfehlung für die Zusammensetzung der Nahrung für Kinder am Tag

	7 – 10 Jahre	10 – 14 Jahre	15 – 18 Jahre
Obst (g)	220–250	250–300	300 – 350
Gemüse (g)	220–250	250–300	300 – 350
Milch (ml) und Milchprodukte	400–420	420–450	450 – 500
Eier (Stück pro Woche)	2–3	2–3	2–3
Brot, Getreide (g)	200–250	250–300	300 – 350
Öl, Margarine, Butter (g)	30–35	35–40	40–45
Kartoffeln oder Nudeln oder Reis (g)	150–180	180–250	250 – 280
Fleisch, Wurst (g)	50–60	60–75	75 – 85
Fisch (g pro Woche)	150–180	180–200	200

Viel trinken!

Viel trinken ist gesund!

»Richtig«, sagt der Vater, »deshalb brauche ich zum Abendbrot mein Bier. Vitamin-B-Diät«.

»Richtig«, sagt die Mutter und stellt die Milch auf den Tisch: »Für die Kinder, die brauchen für ihr Wachstum Calcium und Eiweiß.«

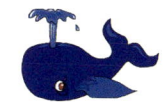

»Richtig«, sagt die 14-jährige Anne, »deshalb trinke ich Obstsäfte aus 100 Prozent reinen Früchten, da sie Vitamin C enthalten; ich trinke nicht die billigen Fruchtnektare, denn in denen ist kaum Frucht drin, sondern viel Zucker oder Süßstoff«.

»Richtig«, sagt der 12-jährige Jan und greift zu einer riesigen Colaflasche. »Die mach ich jetzt leer«.

»Richtig«, sagen die 8-jährigen Zwillinge Niklas und Nora und bestellen sich zwei Vanille-Shakes im Fast-Food-Restaurant.

Trinken soll Durst löschen und nicht satt machen! Milch und Fruchtsäfte sind keine Getränke, sondern Nahrungsmittel. Wenn Ihr Kind zum Frühstück nichts essen möchte, kann es stattdessen ein Glas Milch trinken. Das ist gesund. Zum Mittagessen sollte es als Getränk aber keine Milch mehr bekommen, sondern besser Wasser! Auch Papa sollte zum Abendessen Was-

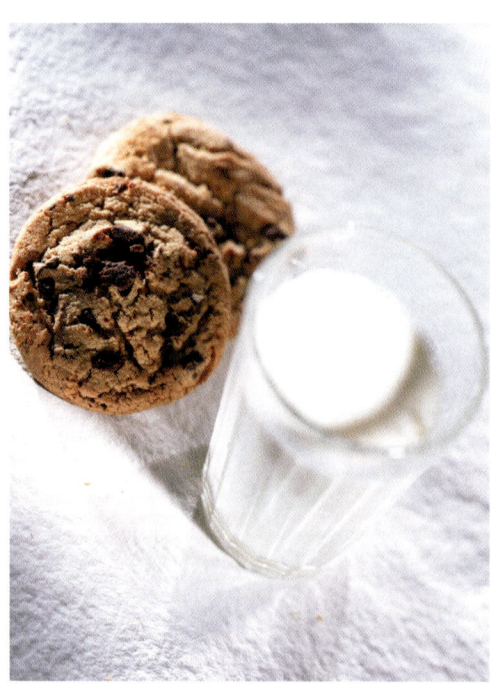

ser trinken, sein Bier kann er danach genießen. Anna ist gut informiert: In der Tat enthalten reine Fruchtsäfte, die aus 100% Saft bestehen, viele Vitamine. Allerdings enthalten Säfte vor allen Dingen viel Zucker. Zwar werben viele Hersteller damit, dass bei diesen Produkten kein Zucker zugesetzt worden ist, was aber Anna nicht weiß, ist, dass Fruchtsäfte viel Fruktose, nämlich Fruchtzucker enthalten. Fruktose macht genauso dick wie Dextrose, das Wort Fruchtzucker hört sich für viele Ohren nur gesünder an als Haushaltszucker. Dasselbe gilt auch für andere Süßungsmittel wie: Zuckerrübensaft, Honig, Glukosesirup etc. Geeigneter sind Fruchtsaftschorlen mit einem Kohlenhydratgehalt von 5–10 %.

Empfehlung für die Menge an Getränken für Kinder am Tag

	7 – 10 Jahre	10 – 14 Jahre	15 – 18 Jahre
Getränke (ml)	900–1000	1000–1200	1400–1500

Gesunde Ernährung – Wahn oder Wirklichkeit?

Unter gesunder Ernährung versteht jeder etwas anderes und versucht es den Käufern, den Verbrauchern, den Müttern, den Kindern, den Experten einzureden.

Unter »gesund« verstehen die einen »Bio«, »Vollkornprodukte«, »Rohkost«, »vegetarisch«, »vegan«, »Fleisch und Eier aus artgerechter Tierhaltung«. Die anderen lachen über die Körner- und Müsli»fresser«, und behaupten, »gesunde Ernährung ist, was mir schmeckt«.

Vorsicht ist in jedem Fall geboten, wenn im Fernsehen mit dem Wort »gesund« geworben wird für Produkte, die »gesund sind wie ein kleines Steak«, die eine »Extraportion Milch« enthalten, die »viel Frucht« drin haben. Werbung will verkaufen und Sie sollten bei all diesen als gesund beworbenen Produkten kritisch hinterfragen, was außerdem noch alles darin enthalten ist (z.B. Zucker, Fett). Schauen Sie sich im Supermarkt wirklich einmal die Zutatenliste auf der Rückseite der Packungen an. Denn sie gibt Auskunft darüber, wie viel von einer bestimmten Zutat enthalten ist. Je weiter etwas vorne steht, desto mehr ist davon auch drin. Steht beispielsweise der Zucker an erster oder zweiter Stelle, ist davon auch am meisten enthalten.

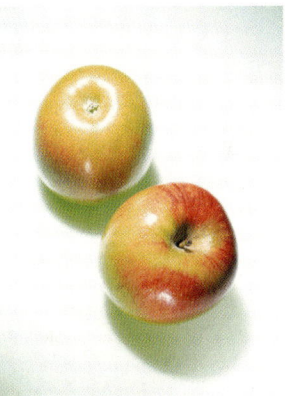

Gesunde Ernährung
- muss nicht teuer sein
- ist nicht einseitig, sondern abwechslungsreich
- enthält viel Obst und Gemüse
- hat ausreichend Ballaststoffe
- besteht aus viel (Wasser-) trinken
- enthält Fett in Maßen (gern hochwertige Pflanzenöle)
- enthält wenig Zucker, Süßigkeiten und Weißmehlprodukte
- enthält kaum künstliche Geschmacksverstärker

Idealerweise sieht die Zusammenstellung der Ernährung wie in der folgenden Pyramide aus.

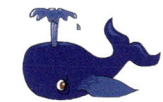

Das Ampelsystem oder die optimierte Mischkost

Die ▪️al▪️d▪️-**Ernährungspyramide**
Getreide plus

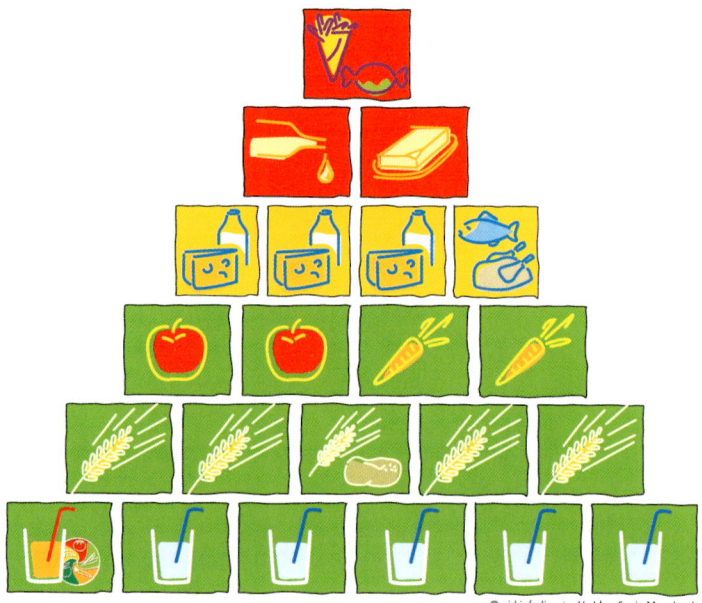

© aid infodienst e. V., Idee: Sonja Mannhardt

Aus diesem Grundprinzip der Kinderernährung leitet sich die Einteilung der Lebensmittel nach den Ampelfarben ab.

- Rot bedeutet: Stop, erst einmal überlegen! Diese Lebensmittel nur selten essen und trinken!
  Z.B. Schokolade, Süßigkeiten, Eis, Nuss-Nougat-Creme, Cola- und Limonadegetränke, Eistee, Chips, Flips, Pommes, Gebäck, gesalzene Erdnüsse ...
- Gelb bedeutet: Achtung! In Maßen und mit Bedacht essen und trinken!
  Z.B. Eier, Fleisch, Fisch, Nüsse, Pflanzenöle, Butter, Margarine, Honig, Marmelade, Wurst, Käse, Gummibärchen, Salzstangen ...
- Grün bedeutet: Viel und oft essen und trinken!
  Z. B. Wasser, verdünnte Säfte (1:3 Mischung), Salat, Gemüse, Obst, Hülsenfrüchte, Kartoffeln, Vollkornprodukte, fettarme Milchprodukte ...

Eine gesunde Ernährung kennt keine Verbote nach dem Motto: Das ist erlaubt, das nicht. Auf die Menge kommt es an und die Mischung. Deswegen sprechen wir auch von Mischkost. Hierbei spielt das Ernährungskonzept des Forschungsinstitutes für Kinderernährung in Dortmund eine wichtige Rolle. Dort wurde das optimiX-Konzept entwickelt, welches genau auf den oben genannten Grundlagen (Mischkost) aufbaut.

Der Aufbau der Tagesmahlzeiten

Das Forschungsinstitut für Kinderernährung in Dortmund, das Langzeitstudien zu den Themen Ernährung, Entwicklung und Wachstum von Kindern durchführt, empfiehlt für Kinder fünf Mahlzeiten am Tag. Als Grund dafür wird deren hoher Bedarf an Energie und Nährstoffen angegeben. Kinder befinden sich im Wachstum und in einem ständigen Lernprozess – und das benötigt Energie und Nährstoffe für die Leistungsstärke. Folglich haben sie einen höheren Grundumsatz als die Erwachsenen. Ist die Versorgung nicht optimal, kommt es zu Leistungsabfall, Müdigkeit und Konzentrationsschwäche.

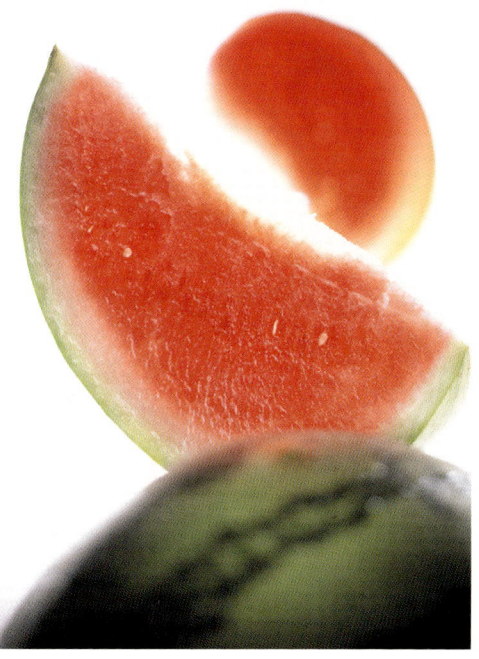

Eine optimale Verteilung der Mahlzeiten sollte Folgende sein: Die Kinder sollten frühstücken, bevor sie aus dem Haus gehen, ein zweites Frühstück bzw. eine Zwischenmahlzeit einnehmen und zu Mittag essen. Am Nachmittag sollte es eine zweite Zwischenmahlzeit geben. Die letzte Mahlzeit des Tages sollten dann das Abendessen sein.

Die Mahlzeiten werden folglich in drei Haupt- und zwei Zwischenmahlzeiten aufgeteilt. Zu jeder Mahlzeit sollte ein energiefreies bzw. energiearmes Getränk getrunken werden, um eine ausreichende Flüssigkeitszufuhr zu gewährleisten.

Je größer die Essensmenge ist, desto voller ist der Magen und desto länger ist die Verdauungszeit. Verdauung bedeutet Reizung des Nervus vagus; dieser

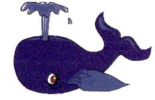

ist der Gegenspieler unseres »Stressnervs« (Nervus Sympathicus). Der Vagus macht uns müde, ist hilfreich für die Verdauung, verlangsamt den Herzschlag und senkt den Blutdruck. Ist er stark überreizt, kann dies auch zu Übelkeit führen. Je länger wir Vagusreizen ausgesetzt sind, desto müder und untätiger werden wir. Wenn wir Erholung brauchen, ist das gut. Wenn wir aber maximale Leistung, z.B. im Sport bringen wollen, ist das ungünstig. Deshalb ist es gut, wenn Kinder, die sich bewegen sollten, mehrere kleine Mahlzeiten essen.

Gewicht im Gleichgewicht – wir »wiegen« Energie

Ich erzähle unseren übergewichtigen Patienten gerne die Geschichte vom Kühlschrank und der Büffeljagd:

Ganz früher, als die Menschheit noch »auf den Bäumen hockte«, konnte ein Mann sich und seine Familie nur ernähren, wenn er hin und wieder einmal einen erlegten Büffel mit nach Hause brachte. Da sich so ein Büffel nicht so einfach fangen ließ, musste der arme Mann ganz schön rennen, um ihn mit Pfeil und Bogen erlegen zu können. Wenn er ihn dann aber mit nach Hause brachte, konnte sich die Familie so richtig schön satt essen. Leider kam nicht jeden Tag eine Büffelherde vorbei, sodass es häufiger Zeiten gab, in denen den Kindern der Magen knurrte.

Heute bei uns ist das anders:

Der Kühlschrank ist in der Regel immer voll. Jeder bedient sich, wann immer er will. Der Magen knurrt nie, kaum ein Kind kennt noch das Gefühl, richtig Hunger zu haben. Wenn wir essen, dann meistens nicht aus Hunger, sondern weil wir Appetit haben.

Gleichzeitig verbrauchen wir wesentlich weniger Energie als der Büffeljäger: Einen Kühlschrank zu öffnen ist schließlich weitaus weniger anstrengend als einen Büffel zu jagen.

Wenn wir nicht zu dick oder zu dünn werden wollen, dann muss in unserem Körper ein Gleichgewicht herrschen zwischen dem, was wir zur Energieaufnahme essen und dem, was wir bei körperlichen Anstrengungen an Energie verbrauchen.

Hier die Energiewaage des Büffeljägers nach dem Verspeisen des erfolgreich erlegten Büffels:

| Büffel fangen, | Büffel essen, |
| hoher Energieverbrauch | hohe Energieaufnahme |

Es wird genauso viel Energie aufgenommen, wie verbraucht wird.
Folge: Das Gewicht des Büffeljägers bleibt gleich.

Bei dem Büffeljäger ist die Energiewaage im Gleichgewicht. Beim Büffeljagen musste er sich sehr anstrengen. Dabei war er gezwungen, viel Energie aufzuwenden, ob er nun wollte oder nicht. Wenn er den Büffel aber erlegt hatte, konnte er genau so viel essen wie er vorher verbraucht hatte. Die Waage ist im Gleichgewicht.

War der Jäger aber erfolglos und musste bei der Jagd dennoch viel rennen, bekam er zum Abendbrot von seiner Frau nur ein paar energiearme Waldbeeren. Deren »Energiegewicht« ist weitaus geringer als das verstoffwechselte; d.h. der Jäger hat weniger Energie aufgenommen als sein Körper »verbrannt« hat: Die Waage ist im Ungleichgewicht, weil die abgegebene Energie ein größeres »Gewicht« hat als die zugeführte. Der Büffeljäger selbst hat abgenommen, da die der Energiedifferenz entsprechende Gewichtsmenge im Körper nicht mehr vorhanden ist.

Bei einer »coach potatoe«, die sich während der Fernseh-Werbepausen den Kühlschrank öffnet, um sich etwas zum Naschen rauszuholen, ist es gerade umgekehrt. Es wird mehr Energie aufgenommen als verbraucht wird. Als Folge nimmt das Kind an Gewicht zu.

Geschieht dies über einen längeren Zeitraum, wird das Problem als Übergewicht sichtbar.

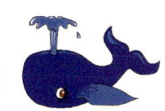

Und hier die Energiewaage eines Kindes, das sich viel bewegt, weil es nicht dicker werden will, gerne mal fernsieht und einen Kühlschrank in der Küche hat:

Treppensteigen   Obst,
Fahrstuhl links liegen lassen,   Gemüse, Fleisch,
mit dem Rad zur Schule: Wurst, Käse:
Steigerung des   Verringerung der
Energieverbrauchs   Energieaufnahme

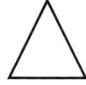

Es wird genauso viel Energie verbraucht wie aufgenommen wird. Folge: Das Gewicht des Kindes bleibt gleich.

»Wer hart arbeitet, muss auch viel essen.« Das stimmt, wenn es sich auf harte körperliche Arbeit bezieht. Bei körperlicher Anstrengung wird viel Energie verbraucht. Um die eigene Körperfunktion aufrechtzuerhalten, muss man viel Energie zuführen. Das gilt für Bauarbeiter wie für Leistungssportler, die sich bei der Ausübung ihrer Tätigkeit sehr anstrengen müssen. Wer jedoch den ganzen Tag am Schreibtisch sitzt, verbraucht trotz harter geistiger Arbeit wenig Energie und sollte, wenn er nicht zunehmen will, entsprechend weniger essen.

Die empfohlene tägliche Energiezufuhr für Kinder und Jugendliche

Alter (Jahre)	7–10	10–14	15–18
Energie (kcal)	1800–2100	2100	2500–3100

Das Essen schmecken

Hier auch ein Wort zum Thema Geschmacksverstärker:

Eine Reihe von Stoffen, die selbst ohne Eigengeschmack sind, haben die Eigenschaft, das Geschmacksempfinden zu verstärken. Diese Eigenschaft wird inzwischen auch als 5. Geschmack bezeichnet und ist als umani (jap. »köstlicher Geschmack«) bekannt. So wird z.B. durch Maltol der Eindruck »süß« verstärkt. Besonders bekannt sind das Natriumglutamat, IMP (Inosinmonophosphat) und GMP (Guanosinmonophosphorsäure), die »salzig« verstärken und heute weltweit in Fertiggerichten und Soßen eingesetzt werden.

Ich persönlich lehne den Einsatz von Geschmacksverstärkern in meiner Küche ab. Sie produzieren einen Einheitsgeschmack, können nicht vorhandene Frische vortäuschen und sind zudem gesundheitlich nicht unbedenklich. Das vielfach eingesetzte Natriumglutamat kann zu Herzrasen, Kopfschmerzen, Benommenheit und Unwohlsein führen; ein Zustand, der auch als »China-Restaurant-Syndrom« bekannt ist und nicht selten auftritt.

Der Moby Dick-Geschmackstest
Um die Geschmacksentwicklung Ihres Kindes zu trainieren, können Sie einen Geschmackstest durchführen:

Kosten Sie mit ihrem Kind verschiedene Lebensmittel und diskutieren Sie darüber, welche Geschmacksrichtung überwiegt. So schulen Sie den Geschmackssinn Ihres Kindes.

Kennt Ihr Kind diese vier Grund-Geschmacksrichtungen?
- süß
- sauer
- salzig
- bitter

- Reifes Obst schmeckt süß
- Zitrone schmeckt sauer
- Rollmops schmeckt salzig
- Schikoreesalat schmeckt bitter

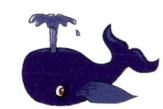

Das richtige Essverhalten

Ein Löffelchen für Mama, ein Löffelchen für ...

Kennen Sie das? Es ist noch ein Rest auf dem Teller, das Kind will aber nicht mehr essen. Es ist satt. Sie versuchen es zu überreden, den kleinen Rest noch aufzuessen. – Tun Sie es nicht!

Kinder sollen essen, weil sie Hunger haben, und damit aufhören, wenn Sie satt sind. Das tun sie normalerweise auch, wenn man sie lässt. Doch die Erwachsenen haben sich viele Tricks ausgedacht, die gut gemeint sind, aber langfristig Schaden anrichten können. Wenn Sie auf das Kind einreden, dass es noch der Mama, dem Papa oder der Oma zuliebe das eine oder andere gefüllte Löffelchen hinunterschluckt, obwohl es satt ist, wird es den Schluss ziehen: Mama, Papa und Oma haben mich besonders lieb, wenn ich viel esse.

Fazit: Wenn das Kind sagt, ich bin satt, lassen Sie es gut sein!

Zur Belohnung ein Stückchen Schokolade

Jeder hat das schon erlebt. Das Kind hat etwas so richtig gut gemacht: Die Blumen gegossen, die Wäsche alleine abgenommen, eine 1 in Mathe nach Hause gebracht, Oma aus der Zeitung vorgelesen ... Dann erhält es als Belohnung eine Süßigkeit. – Das ist auch völlig in Ordnung, wenn es nicht zu häufig passiert. Dann nämlich geht es »auf die Hüften«!

Haben Sie schon einmal überlegt, was Sie statt Süßigkeiten als Belohnung einsetzen könnten, um Ihrem Kind Ihre Wertschätzung zu zeigen?

Hier einige Beispiele zur Belohnung:
- Nehmen Sie das Kind in den Arm, schauen Sie ihm in die Augen und sagen: »Das hast du toll gemacht.«
- Gehen Sie gemeinsam mit Ihrem Kind ins Schwimmbad.
- Lesen Sie abends statt ein Kapitel im Buch drei Kapitel vor.
- Kaufen Sie ihm Tattoos oder Haarspangen.
- Lassen Sie Ihr Kind die Blumensorten für die Balkonkästen aussuchen.

Wenn du kein Gemüse isst, gibt es auch kein Eis

Nehmen wir an: Ihr Kind hasst Gemüse. Sie sind verzweifelt. Gemüse ist gesund und Sie möchten, dass Ihr Kind zumindest ein bisschen Gemüse isst. Sie wissen, dass es gern Eis isst und wollen es als Belohnung dafür einsetzen, dass das Kind etwas isst, was ihm nicht schmeckt. Das Eis wird also als Belohnung, als Motivation, als ein Erziehungsmittel eingesetzt: Erziehung zum Gemüse-Essen.

Der Schuss könnte jedoch nach hinten losgehen. Ihr Kind lernt nämlich daraus: »Gemüse ist etwas Schlechtes; wenn ich es trotzdem esse, werde ich mit etwas Gutem, dem Eis, belohnt.« So wird dem Kind das Eis noch schmackhafter und das Gemüse noch ekelhafter gemacht, selbst wenn es sich schließlich überwindet, es zu essen.

Probieren Sie besser eine andere Methode aus:

Stellen Sie, bevor das Hauptgericht auf den Tisch kommt, einen Teller mit kleingeschnittenen Gemüseschnitzeln auf den Tisch, z.B. Kohlrabi, Paprika, Möhrchen und Gurken. Stellen Sie es ohne Kommentar auf den Tisch, sagen guten Appetit und bedienen sich selbst. Sie

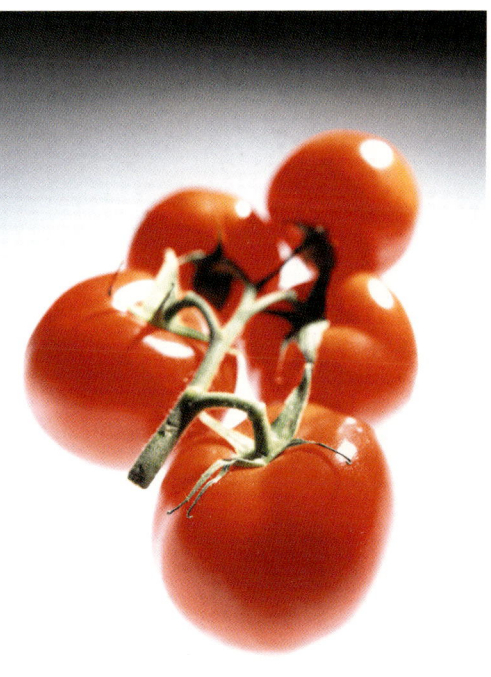

werden sehen, Anwesende werden zugreifen, sich nehmen, was sie mögen, und: egal ob es Gurke-, Möhren-, oder Tomatenstücke sind, der Damm ist gebrochen, das Kind isst Gemüse und zwar freiwillig. Es greift zu, steckt ein Stück in den Mund und merkt:

1. ich esse es freiwillig
2. keiner zwingt mich
3. es schmeckt

Ein Eis als Trostpflaster

Nehmen wir an: Ihr Kind ist hingefallen und hat sich das Knie aufgeschlagen. Sie kleben ihm ein Pflaster auf und wollen ihm, weil es so weint, noch als Trostpflaster für die Seele ein Eis spendieren. Auch hier würden Sie ein Lebensmittel als Erziehungsmittel einsetzen. Das Kind würde lernen: »Wenn es mir schlecht geht, ich Schmerzen und Kummer habe, kann ich mich mit Essen trösten.«

Leider wird dann aus dem Trostpflaster ein Kummerspeck. Versuchen Sie es also anders:

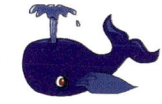

Nehmen Sie Ihr Kind ganz lange auf den Schoß und wiegen Sie es auf Knien hin und her.

Bei den ganz Kleinen kommen folgende Trostrituale gut an:
1. Heile, heile Segen, morgen gibt es Regen,
   übermorgen gibt es Schnee, dann tut alles nicht mehr weh.
2. Heile, heile Gänschen, s' Kätzchen hat ein Schwänzchen,
   Heile, heile Mausedreck, in hundert Jahr`n ist alles weg.
3. Wo tut es weh?
   Komm ich puste es weg
   Pffffff ...
   Da fliegt es!!!

Naschen

Kinder essen gerne Süßigkeiten, da sie eine angeborene Präferenz für die Geschmacksrichtung Süß haben. Deswegen ist es wenig sinnvoll, Süßigkeiten und süße Knabbereien aus dem Ernährungsplan zu verbannen.

Aber es spielen noch viele andere Faktoren eine Rolle, die Kinder dazu bewegen, unkontrolliert zuckerhaltige und fettreiche Lebensmittel zu verzehren. Überlegen Sie, aus welchen Beweggründen Ihr Kind nascht und sich etwas aus dem Kühlschrank holt: Vielleicht aus Langeweile, Ärger, Kummer, Stress, Hunger, Trost, Aufregung, Einsamkeit? Daran könnte es etwas ändern:

Bei Naschen aus Langeweile sollte es beispielsweise überlegen, bevor es naschen will, ob es stattdessen etwas anderes machen kann: Wenn ich mich langweile, dann gehe ich zu einer Freundin ...

Ähnlich bei:
- Wenn ich mich ärgere, dann mache ich einen Spaziergang ...
- Wenn ich hungrig bin, dann esse ich etwas Gesundes ...
- Wenn ich Trost brauche, dann rede ich mit meiner Mama ...
- Wenn ich aufgeregt bin, dann renne ich eine kurze Strecke oder spring kurz hoch ...
- Wenn ich alleine bin, dann besuche ich meine Oma ...

Kinder müssen lernen, wie viel sie an Süßigkeiten am Tag essen dürfen und warum. Sie sollten einen eigenverantwortlichen Umgang mit den »ungesunden« Lebensmitteln erlernen. Wenn die Kinder das noch nicht können, dann sollten Sie bezüglich Naschsachen Folgendes vereinbaren:

- Es gibt am Tag/in der Woche nur eine begrenzte Menge Süßes.
- Vor dem Essen darf nicht genascht werden.
- Süßigkeiten dürfen nicht herumliegen.

Diäten und der Jo-Jo-Effekt

Als Jo-Jo-Effekt wird ein »Rauf und Runter« des Körpergewichts bezeichnet. Die Ursache ist in der Regel in einseitigen, radikalen Diäten zu finden, die zu einer schnellen Gewichtsabnahme führen. Während einer solchen Diät wird der Körper schlecht behandelt. Das nimmt er uns übel und holt sich nach der Diät alles, was er vermisst hat, zurück. So kommt es, dass man gleich wieder zunimmt, auch wenn man durchaus nicht zu viel, sondern nur »normal« isst.

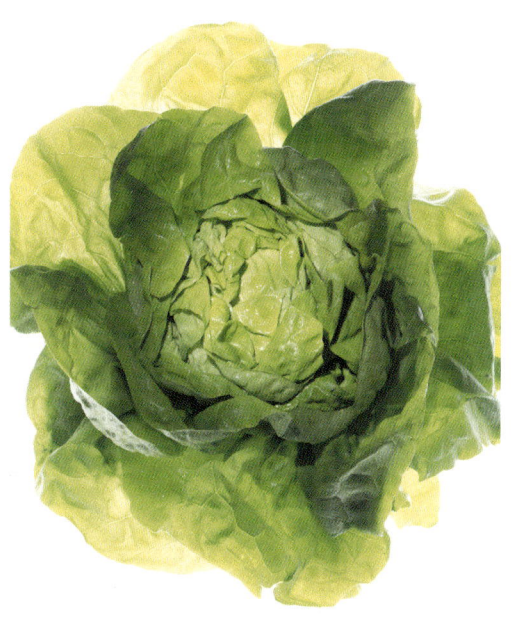

Besser ist es, die Finger von Ananas-, Kohlsuppen-, Saft- und sonstigen Mode-Diäten zu lassen, die in jedem Frühjahr regelmäßig in allen Frauen-, Fitness- und sonstigen Zeitschriften auftauchen. Sie mögen vielleicht dazu führen, dass Sie in 6 Wochen wieder in Ihren Bikini vom letzten Jahr hineinpassen, nach der Badesaison werden Sie die Pfunde jedoch wieder auf den Rippen haben und für die Herbstmode brauchen Sie dann die nächsthöhere Konfektionsgröße. Vor allen Dingen ersparen Sie diese Diäten zum Abnehmen Ihrem Kind. Für Kinder sind einseitige Diäten und Hungerkuren gesundheitsschädlich und deshalb verboten!

Leider haben auch kurze Kuraufenthalte häufig einen Jo-Jo-Effekt zur Folge. Die Kinder, die während der »neuen« Situation in einer Klinik oft wunderbar abnehmen, beginnen nach ihrer Rückkehr zu Hause unter »Normalbedingungen« wieder zuzunehmen.

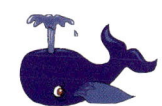

Süßstoffe und Zuckeraustauschstoffe

Zum Süßen von Speisen kann nicht nur der handelsübliche Zucker verwendet werden. Neben dem Haushaltszucker gibt es noch Zuckerersatzstoffe: Süßstoffe und Zuckeraustauschstoffe.

■ Süßstoffe werden in der Regel synthetisch hergestellt und besitzen im Vergleich zum Zucker eine enorm hohe Süßungskraft. Dadurch reichen oft schon kleine Mengen, um die gewünschte Süßkraft zu erreichen. Ein weiterer Vorteil von Süßstoffen ist, dass sie kaum bzw. keine Energie liefern.

■ Zuckeraustauschstoffe sind von ihrer chemischen Struktur her dem Zucker sehr ähnlich. Sie haben allerdings eine niedrigere Süßkraft und liefern weniger Energie. (Man braucht u. U. mehr, um die gleiche Süßkraft zu erreichen, sodass wenig Energie eingespart wird.) Zu den Zuckeraustauschstoffen gehören Zuckeralkohole und Fructose (Fruchtzucker).

■ Süßstoffe sind lediglich für Erwachsene unbedenklich. In der Lebensmittel-Zusatzstoffverordnung wurden Höchstwerte für die Zugabe der Süßstoffe in Lebensmitteln festgelegt, die sich an der Physiologie von Erwachsenen ausrichten. Da aber Kinder ein geringeres Körpergewicht und eine höhere Stoffwechselaktivität besitzen, werden bei ihnen schnell die vorgeschriebenen Grenzen überschritten. Deswegen gilt als allgemeine Empfehlung, bei der Nahrungszubereitung für Kinder keine Süßstoffe einzusetzen. Zudem sollte bedacht werden, dass durch die hohe Süßkraft der Stoffe die Empfindlichkeit der Kinder für Süße enorm abnehmen kann.

■ Nebenwirkungen bei den Zuckeralkoholen (Zuckeraustauschstoffen) können auftreten, wenn sie in höheren Mengen verzehrt werden. Es können Blähungen und Durchfall entstehen.

■ Als eine gute und unbedenkliche Alternative zum Zucker wird von vielen Honig angesehen, der in unserer Küche allerdings auch nur sparsam verwendet wird.

Die gemeinsame Umsetzung einer ausgewogenen Ernährung

Ess-Tricks:
1. Langsam essen und gründlich kauen, dann ist der Genuss größer – das Sättigungsgefühl stellt sich sowieso erst nach einer Viertelstunde ein.
2. Pausen beim Essen machen, dann dauert das Vergnügen länger und man hat Zeit, um miteinander zu reden.
3. Nur eine Portion essen, das heißt, nur so viel essen, wie der Körper braucht.
4. Regelmäßig essen, dann entwickelt man keinen Heißhunger.
5. Nur an einem festen Platz essen, nicht überall, denn dann steht nur dieser Platz in Verbindung mit Essen.
6. Nicht nebenbei essen (beim Fernsehen oder Zeitunglesen), sonst nimmt man das Sättigungsgefühl, die Nahrungsmenge und den Geschmack nicht mehr wahr.

Das Hamburger »Präventionszentrum Moby Dick« hat seinen Sitz im Mönckeberghaus in der Innenstadt. Direkt davor liegt ein großer Platz, auf dem nebeneinander ein großes Fast-Food-Restaurant sowie ein Würstchenstand mit riesigen Brat- und Currywürsten liegen. Eins beobachtete ich immer wieder: Kinder essen sich, bevor Sie sich bei Moby Dick anmelden, vorher noch einmal richtig satt mit XXL-Portionen von Würstchen und Hamburgern. Sie gehen davon aus, dass sie solche ungesunden Dinge so schnell nicht wieder auf den Teller bekommen, wenn Sie erst bei Moby Dick sind. Das ist falsch!

> Lucas: »Früher gab es kein regelmäßiges Essen. Wenn ich Hunger hatte, hab ich mir was aus dem Kühlschrank geholt. Jetzt frühstücke ich jeden Morgen mit meiner Mutter, Mittagessen tue ich mit meiner Oma, meinem Vater oder in der Schule.«

Richtig ist: Bei Moby Dick ist alles erlaubt und beim Essen nichts verboten!

Es gibt kein richtiges oder falsches Essen, sondern nur: etwas mehr hiervon, etwas weniger davon! Auf die Menge kommt es an.

Bei der Umsetzung einer richtigen Ernährung gibt es keine Verbote, sondern nur Gebote bzw. Richt- und Leitlinien. Damit Kinder und Jugendliche Veränderungen besser in ihren Alltag integrieren können und Erfolge verzeichnen, gilt das Prinzip der kleinen Schritte. Umwälzende Veränderungen von heute auf morgen bringen nichts, da sie nicht konsequent eingehalten werden können.

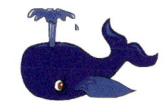

Vielleicht der erste Schritt:

Es ist nicht damit getan, wenn Sie Ihrer Familie erklären, dass Sie ein Buch über gesunde Ernährung gelesen haben, dass Sie jetzt wissen, dass falsche Ernährung krank machen kann und dass es ab jetzt nur Gesundes zu essen geben wird. Die Familie wird möglicherweise beeindruckt von Ihrem Tatendrang und den guten Vorsätzen sein. Aber: Gesagt ist nicht getan.

Sie sollten das Ziel festlegen:

Jetzt müssen Sie noch Ihre Familie dafür gewinnen. Alle müssen einverstanden sein, sonst klappt es nicht. Sonst wird der Sohnemann seine Gänge zur Pommesbude heimlich machen, weil er zu Hause nur noch den »gesunden Fraß« vorgesetzt bekommt und nicht wirklich dahintersteht. Treffen Sie konkrete Vereinbarungen, aber nur solche, die auch alle einhalten können. Diese sollten Sie dann für alle Familienmitglieder gut sichtbar, zum Beispiel an der Kühlschranktür, befestigen. Es können beispielsweise bunte Schilder sein, auf denen stichpunktartig das gesetzte Ziel aufgeschrieben ist.

Ändern Sie nicht alles auf einmal. Fangen Sie beispielsweise mit den Getränken an. Eine Vereinbarung, die die ganze Familie akzeptieren könnte, wäre beispielsweise: »Ab heute trinken wir mittags zum Essen nur noch Saftschorle oder Wasser.«

Sie sollten eine Zielvereinbarung treffen:

Als Nächstes sollten Sie gemeinsam überlegen, wie sie das Ziel auch wirklich umsetzen könnten. Sie könnten z.B. festhalten, welche Säfte Sie zum Mischen der Saftschorle einkaufen, um einmal verschiedene Geschmacksrichtungen auszuprobieren. Sie müssen darüber beraten, ob es Mineralwasser mit oder ohne Kohlensäure geben sollte, ob man Leitungswasser nimmt, ob man einen »Wassersprudler« anschafft, eine neue Wasserkaraffe, die zum Geschirr passt … Wie auch immer die Vereinbarungen aussehen: Es müssen alle dahinterstehen. Dann sind sie wieder einen Schritt weitergekommen.

Sie sollten den Weg zur Umsetzung festlegen:

Der nächste Schritt nimmt etwas Zeit in Anspruch. Früher hat jeder etwas anderes getrunken: Ihr Mann Bier, Sie Apfel- oder Orangensaft, Ihre Tochter Limonade und der Sohn Cola, eigentlich immer. Jetzt sind die Vorräte noch nicht ganz aufgebraucht, sollte man vielleicht doch die Reste noch übergangsweise auf den Tisch stellen? Nein! Hier sollten Sie konsequent bleiben. Die Vereinbarung hieß ja nicht: Absolutes Verbot von Bier, Cola und dergleichen. Der Vater kann sein Bier nach dem Essen genießen, Cola und Fanta können für besondere Gelegenheiten bereitgestellt werden, und Ihren Saft verdünnen Sie heute mit Wasser. Spätestens jetzt merken Sie, dass Sie an der schwierigsten Phase Ihres gemeinsamen Weges in Richtung »mehr Gesundheit« angelangt sind.

Sie sollten Ihre Gewohnheiten ändern:
Diese Phase dauert erfahrungsgemäß ein wenig und ist in der Regel auch mit Rückschlägen behaftet. Aber geben Sie nicht auf! Ihre Familie ist ein Superteam auf dem Weg zu neuen Ufern.

Bald ist es an der Zeit, sich zusammenzusetzen, sich gegenseitig auf die Schultern zu klopfen und die Erfolge zu feiern. Ihre Familie kann stolz auf sich sein und auf Sie als treibende Kraft für mehr Gesundheit. Überlegen Sie, wie sie sich belohnen. Vielleicht mit einem gemeinsamen Ausflug ins Schwimmbad? Damit sind Sie beim schönsten Schritt:

Sie sollten Ihr Ziel überprüfen und den gemeinsamen Erfolg feiern.
Und: Sobald ein Ziel erreicht ist, kann das Nächste angegangen werden.

Tipps zur Unterstützung Ihres Kindes
- Realistische Ziele setzen
- Mit dem Kind überlegen, welche Unterstützung es benötigt
- Sich mit anderen Eltern von übergewichtigen Kindern und Jugendlichen austauschen
- Sich keine Vorwürfe, sondern Mut bei Rückfällen machen
- Loben anstatt bestrafen oder kritisieren
- Mit den Kindern gemeinsam die Ernährungs- und Essgewohnheiten umstellen und neue Interessen entwickeln (z.B. Sportliche Aktivitäten)
- Konsequent sein

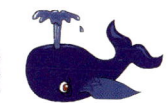

Stefanie und Moby Dick

Was ist das Besondere an Moby Dick und warum gefällt es Stefanie so gut?

Stefanie

Das ist es, was Steffi an Moby Dick am meisten liebt. Mit den anderen Kindern zusammen am Herd zu stehen und zu kochen. Eigentlich mag sie kein Gemüse. Beim ersten Treffen mit der Gruppenleiterin hatte die Mutter gesagt: »Quälen Sie meine Tochter bitte nicht mit Gemüse! Damit können Sie sie jagen!« Jetzt schnippelt sie gemeinsam mit drei anderen Kindern Kohlrabi, Möhren, Kartoffeln und Lauch. Der Lauch beißt ein bisschen in der Nase, fast tränen ihr die Augen. Aber sie hält tapfer durch.

Moby Dick

Protokollauszug aus einem Moby Dick-Elternabend zum Thema (Ess-)Verhalten: Es werden Fragen wie: »Wann esse ich?«, »Wie esse ich?«, und »Was ist die Folge?«, gestellt. Dies ruft eine längere Diskussion hervor, da viele Eltern glauben, dass z. B. der Körper zu einer bestimmten Uhrzeit oder nach einer bestimmten Zeit Essen benötigt. Nun wird der Unterschied zwischen wirklichem Hunger und Essen aus Appetit erläutert. Häufig wird nicht aufgrund von Hunger, sondern aus Langeweile oder Appetit gegessen. Die Eltern sollen dabei auch das Freizeitverhalten ihrer Kinder einmal überprüfen. Es werden Situationen gesammelt, in denen die Kinder Appetit oder Lust auf Essen entwickeln. Anschließend werden Strategien aufgeschrieben, die mindestens einmal erfolgreich als Alternative zum emotionsinduzierten Essen eingesetzt wurden. Ebenso wird auf die Wichtigkeit der Vorbildfunktion der Eltern hingewiesen, denn die Kinder lernen von ihnen.

Die Eltern erkennen nach weiterer Diskussion, dass ein besseres Essverhalten nur über eine langfristige Umstellung auch ihrer Gewohnheiten erreicht werden kann. Ausnahmen dürfen nicht zur Regel werden. Zusammenfassend wurde den Eltern deutlich, dass sie einen entscheidenden Einfluss auf das Essverhalten ihrer Kinder haben. Sie können Esssituationen mit ihren Kindern gemeinsam so gestalten, dass Essen zum Genuss wird und wieder Spaß macht.

Bewegung

Die Hauptbelastungsformen des menschlichen Körpers
Kraft, Schnelligkeit, Flexibilität, Koordination und Ausdauer sind die Hauptbe-
lastungsformen des menschlichen Körpers:

Koordination wird im Sprachgebrauch mit Geschicklichkeit und Gewandtheit
gleichgesetzt. Muskeln und Nerven arbeiten zusammen, um einen gezielten
Bewegungsablauf zu erzeugen. Als Schaltstelle dient das Gehirn. Die koordi-
nativen Fähigkeiten verbessern sich bis zum 20. Lebensjahr und bleiben bei
ständiger Übung erhalten.

Flexibilität wird mit Gelenkigkeit gleichgesetzt. Man versteht darunter eine
willkürliche Bewegung einer oder mehrerer Gelenke. Die Fähigkeit dazu
nimmt mit dem Alter ab.

Die *Körperkraft* kommt aus der Skelettmuskulatur. Bei Jungen kommt es während der Pubertät zu einem Kraftschub, der bei entsprechendem Training verstärkt werden kann. Im Alter bauen sich die Muskeln zurück; dagegen hilft
Training.

Schnelligkeit steigt bis zum 20. Lebensjahr an, erreicht dann ihren Gipfel und
nimmt bereits ab dem 20. Lebensjahr wieder ab.

Unter *Ausdauer* versteht man die Fähigkeit, eine Belastung möglichst lange
durchzustehen. Wenn dabei der Bedarf an Sauerstoff im Körper gedeckt ist,
spricht man von aerober Ausdauer, im Gegensatz zu anaerober Ausdauer, bei
der der Körper ein Sauerstoffdefizit eingeht.

> Ausdauerfördernde Bewegungsarten sind Gehen, Treppensteigen, Bergwandern,
> Wassersport wie Rudern oder Paddeln (kein Motorbootfahren oder Segeln), Fahr-
> radfahren und Schwimmen.

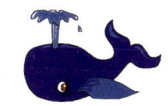

Was hat Bewegung mit Gesundheit zu tun?

Bewegung ist für das ganze Leben wichtig, und es hat vorbeugende Wirkung.

Physisch:
- Verbesserung der Herz-Funktion
- Verbesserung des Herz-Kreislauf-Systems
- Positive Beeinflussung der Blutfette
- Verbesserung der Durchblutung
- Verbesserung der Knochenmineralisierung
- Vermeidung von Osteoporose
- Steigerung der motorischen Fähigkeiten
- Verbesserung der Koordinationsfähigkeit
- Stärkung des Immunsystems
- Verringerung des Krankheitsrisikos
- Verbesserung der Ausdauer
- Verbesserung der Kraft
- Verbesserung der Dehnfähigkeit
- Vermeidung des Diabetes mellitus
- Steigerung der Leistungsfähigkeit
- Besseres körperliches Wohlbefinden
- Höhere Ermüdungswiderstandsfähigkeit
- Verhinderung von Gelenkschäden
- Vermeidung von Übergewicht
- Entwicklung des Körper- und Gesundheitsbewusstseins

Psychisch:
- Stärkung der Belastungsverträglichkeit
- Stärkung der Stressbewältigung
- Höhere Ermüdungswiderstandsfähigkeit
- Besseres psychisches Wohlbefinden
- Steigerung der beruflichen/schulischen Leistungsfähigkeit
- Steigerung der psychischen Leistungsfähigkeit
- Steigerung des Selbstwertgefühls
- Steigerung des Selbstbewusstseins
- Identitätsfestigung
- Depressionsabbau
- Aggressionsabbau

- Stärkung der Konzentration
- Vermeidung von Minderwertigkeitsgefühlen

Sozial:
- Pflegen sozialer Kontakte
- Aufbauen eines Freundeskreises
- Gruppengefühl
- Kommunikation
- Vermeidung sozialer Isolation

Schon in der Kindheit werden im menschlichen Körper die Grundlagen für Krankheiten gelegt, die uns Menschen dann oft im Alter (und zunehmend auch schon in jüngeren Jahren) plagen. So weisen beispielsweise bereits manche Kleinkinder in ihren Schlagadern sichtbare Veränderungen auf, die später zum Herzinfarkt oder Schlaganfall führen können.

Doch ebenso gereicht das, was der Mensch in seiner Kindheit vorbeugend, also präventiv, seinem Körper Gutes antut, ihm im Alter zum Nutzen. So können Sie, liebe Eltern, bei Ihren Kindern vorbeugend Einfluss darauf nehmen, ob diese beispielsweise später als Großmutter oder Großvater bei einem Sturz gleich einen Oberschenkelhalsbruch erleiden und gegebenenfalls an dessen Folgen sterben. Denn um bei diesem Beispiel zu bleiben: Kräftige Knochen bekommt man in der Kindheit! Die Stabilität der Knochen ist von ihrem Kalziumgehalt abhängig. Kalzium wird aber nur etwa bis zum 30. Lebensjahr eingelagert, dann beginnt der Abbau. Für die Einlagerung ist eine kalziumreiche Ernährung (Milch und Milchprodukte) wichtig, dazu aber auch eine Belastung des Knochens. Ohne Druck gibt es keine »Härtung«. Am besten ist es, wenn die Kinder draußen an der frischen Luft und in der Sonne spielen. Denn dann wird im Körper zusätzlich Vitamin D gebildet, das für die Festigung der Knochen unerlässlich ist (bei starker Sonneneinstrahlung mit Sonnencreme schützen).

»Es ginge alles besser, wenn man mehr ginge«

sagte Johann Gottfried Seume 1802 in seinem »Spaziergang nach Syrakus«. Ein wichtiges Motiv, sich sportlich zu bewegen, ist der Erhalt der Gesundheit. Seit 1977 ist durch Untersuchungen von Prof. Willdor Hollmann bekannt, dass eine mehrwöchige Bettruhe eine gewaltige Leistungseinbuße aller Organe und Körperfunktionen zur Folge hat. Herzinfarktpatienten pflegte man bis dahin absolute Bettruhe zu verordnen; in Amerika wurden ihnen sogar

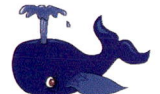

die Füße zusammengebunden, um jede Bewegung, die ja Energie benötigt und das Herz belastet, zu vermeiden. Aufgrund der Ergebnisse der Hollmann'schen Untersuchungen wurden Rehabilitationsgruppen eingerichtet, in denen die Infarktpatienten ihrem Zustand gemäß belastet wurden. Die medizinischen Werte waren in den Bewegungsgruppen viel besser als in den entsprechenden Kontrollgruppen. So wurde wissenschaftlich bewiesen, was man immer schon gewusst hat: dass Bewegung gesund erhält.

An dieser Stelle möchte ich Ihnen auch eine zeitlose Geschichte zum Thema Übergewicht und Bewegung wiedergeben. Es ist die Rede von einem reichen Amsterdamer Kaufmann, dessen Leben wie folgt beschrieben wird:

»... Den ganzen Vormittag saß er im Lehnsessel und rauchte Tabak, wenn er nicht zu träge war, oder hatte Maulaffen feil zum Fenster hinaus, aß aber zu Mittag doch wie ein Drescher, und die Nachbarn sagten manchmal: »Windet's draußen oder schnauft der Nachbar so?« Den ganzen Nachmittag aß und trank er ebenfalls bald etwas Kaltes, bald etwas Warmes, ohne Hunger und ohne Appetit, aus lauter Langeweile bis an den Abend, also daß man bei ihm nie recht sagen konnte, wo das Mittagessen aufhörte und wo das Nachtessen anfing. Nach dem Nachtessen legte er sich ins Bett und war so müd, als wenn er den ganzen Tag Steine abgeladen, oder Holz gespalten hätte. Davon bekam er zuletzt einen dicken Leib, der so unbeholfen war, wie ein Maltersack ...«
Er wurde krank und kein Arzt in Amsterdam konnte ihm helfen.
»... Endlich hörte er von einem Arzt, der 100 Stund weit wegwohnte, der sei so geschickt, daß die Kranken gesund werden, wenn er sie nur recht anschaue, und der Tod geh' ihm aus dem Weg, wo er sich sehen lasse. Zu dem Arzt faßte der Mann ein Zutrauen und schrieb ihm seinen Umstand. Der Arzt merkte bald, was ihm fehle, nämlich nicht Arznei, sondern Mäßigkeit und Bewegung und sagte: ›Wart, dich will ich bald kuriert haben.‹ Deswegen schrieb er ihm ein Brieflein folgenden Inhalts: ›Guter Freund, Ihr habt einen schlimmen Umstand, doch wird Euch zu helfen sein, wenn Ihr folgen wollt. Ihr habt ein bös Tier im Bauch, einen Lindwurm mit sieben Mäulern. Mit dem Lindwurm muß ich selber reden, und Ihr müßt zu mir kommen. Aber fürs erste so dürft Ihr nicht fahren oder auf dem Rößlein reiten, sondern auf des Schuhmachers Rappen, sonst schüttelt Ihr den Lindwurm und er beißt Euch die Eingeweide ab, sieben Därme auf einmal ganz entzwei. Fürs andere dürft Ihr nicht mehr essen, als zweimal des Tages einen Teller voll Gemüs, mittags ein Bratwürst-

lein dazu, und nachts ein Ei, und am Morgen ein Fleischsüpplein mit Schnitt-lauch drauf. Was Ihr mehr esset, davon wird nur der Lindwurm größer, also daß er Euch die Leber erdrückt, und der Schneider hat Euch nimmer viel anzu-messen, aber der Schreiner. Dies ist mein Rat, und wenn Ihr mir nicht folgt, so hört Ihr im anderen Frühjahr den Gukuk nimmer schreien. Tut, was Ihr wollt!‹ Als der Patient so mit ihm reden hörte, ließ er sich sogleich den andern Mor-gen die Stiefel salben und machte sich auf den Weg, wie ihm der Doktor befohlen hatte …«

Sie ahnen es: Als er beim Doktor eintrifft, ist der Lindwurm tot und der Mann geheilt. Dann »*… nahm ihn der Doktor bei der Hand und sagte …: ›Das hat Euch ein guter Geist geraten, dass Ihr meinem Rat gefolgt habt. Der Lind-wurm ist jetzt abgestanden. Aber Ihr habt noch Eier im Leib, deswegen müßt Ihr wieder zu Fuß heimgehen und daheim fleißig Holz sägen … und nicht mehr essen, als Euch der Hunger ermahnt, damit die Eier nicht ausschlupfen, so könnt Ihr ein alter Mann werden‹, und lächelte dazu.*

Aber der reiche Fremdling sagte: ›Herr Doktor, Ihr seid ein feiner Kauz, und ich versteh Euch wohl‹, und hat nachher dem Rat gefolgt und 87 Jahre, 4 Monate, 10 Tage gelebt, wie ein Fisch im Wasser so gesund, und hat alle Neu-jahr dem Arzt 20 Dublonen zum Gruß geschickt.« [3]

Sport und Bewegung in der Therapie des Übergewichts

Bewegungsmangel ist ein Hauptgrund für die Zunahme des Übergewichts – auch bei Kindern. Kinder verbringen heutzutage den Großteil ihrer Zeit mit Sitzen. Sie sitzen in der Schule, bei den Hausaufgaben, auf ihrer Fahrt unter-wegs in Auto oder Bus, vor dem Fernsehen und vor dem Computer. Die täglich zu Fuß oder mit dem Rad zurückgelegte Wegstrecke hat sich erheblich verrin-gert.

Diese inaktive Lebensweise ist eine wesentliche Ursache für einen redu-zierten Energieverbrauch, der wiederum die Entstehung von Übergewicht und Adipositas begünstigt. Denn um das Körpergewicht zu halten, müssen sich Energiezufuhr (in Form von Nahrung) und Energieverbrauch die Waage halten; um das Körpergewicht zu reduzieren, muss die Energiezufuhr niedri-ger sein als der Energieverbrauch. (Siehe auch S. 98ff.)

Man hat nun prinzipiell zwei Möglichkeiten, dieses Ziel zu erreichen: Ent-weder man reduziert die Energiezufuhr, indem man seine Ernährungsge-

---

3   Auszüge aus: Johann Peter Hebel: *Der geheilte Patient*. In: *Schatzkästlein des rheinischen Haus-freundes*. Tübingen 1811

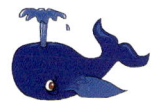

wohnheiten ändert, oder man erhöht seinen Energieverbrauch, indem man sich mehr bewegt. Optimal ist natürlich eine Kombination aus beiden Möglichkeiten.

Eine Steigerung der körperlichen Aktivität und damit eine Verringerung von Inaktivität, kann auf folgenden Ebenen erfolgen:

- Steigerung von Alltagsaktivitäten (Haushalt, Freizeit)
- Steigerung von Freizeitaktivitäten (Spielen, Spazierengehen, Klettern etc.)
- Sportliche Aktivitäten (im Verein, alleine oder mit Freunden)

Es muss sich bei körperlicher Aktivität also nicht zwingend um Sport handeln. Entscheidend ist, dass Muskelgruppen belastet werden und diese Energie verbrauchen. Dazu gibt es im Alltag reichlich Gelegenheit, wenn man bereit ist, seinen Lebensstil zu ändern. Man kann beispielsweise während der Werbepausen im Fernsehen Liegestützen machen, in der Wohnung oder im Garten schnell auf und ab gehen oder die Treppen benutzen, anstatt mit dem Fahrstuhl zu fahren.

Bewegung und Sport stärken das Selbstwertgefühl, das Körpergefühl, verbessern die Motorik und die Durchblutung und Blutzusammensetzung, erhöhen die Knochendichte und beugen Zivilisationskrankheiten vor, und, und, und ...

Eine Gewichtsreduzierung ohne Bewegungssteigerung ist weniger effektiv und führt auf Dauer zu Nährstoffdefiziten, da mit stark reduzierter Nahrungszufuhr auch die Zufuhr an wichtigen Nahrungsinhaltsstoffen wie Vitaminen, Mineralstoffen, Eiweiß, Ballaststoffen etc. abnimmt.

Also: Nutzen Sie jede Gelegenheit, sich zusammen mit Ihrem Kind zu bewegen, egal ob beim Sport im Sportverein, im Stadtpark beim Walken, auf dem Weg zur Schule oder zu Freunden, bei der Arbeit zu Hause oder im Garten. Denn jede Minute, die Sie sich bewegen, kommen Sie, und vor allem Ihr Kind, dem Ziel einen Schritt näher.

Sie werden sehen, Zeit für Bewegung ist keine vergeudete Zeit. Beim Bewegen bekommt man einen klaren Kopf, kann entspannen, kann seine Gedanken ordnen und man beginnt, positiver zu denken. Und ehe man sichs versieht, macht es sogar Spaß. Und das ist natürlich das Allerwichtigste!

1. Rechenbeispiel:

- **20 min** (3 km) tägliches Fahrradfahren zur Schule oder zu Freunden
  > macht jährlich 7300 min oder **121,6** Std. (1095 km),
- das entspricht in etwa einem Energieverbrauch von **36500** kcal.,
- was wiederum einem Fettverbrauch von **5,2** kg entspricht!

Wer also bei gleichbleibendem Essverhalten täglich zusätzlich 20 Minuten Fahrrad fährt, nimmt im Jahr ca. 5 kg Fettmasse ab!

An diesem Ergebnis ist zu erkennen, dass gerade auch die leichten, alltäglichen Bewegungen auf lange Sicht einen großen Beitrag zur Gewichtsreduzierung leisten.

2. Rechenbeispiel:

- einmal wöchentlich **1,5 Std**. Moby Dick-Sport oder gezielter Sportunterricht
  > macht jährlich **75** Std. Sport,
- das entspricht in etwa einem Energieverbrauch von **22500** kcal.,
- was wiederum einem Fettverbrauch von ca. **3,2** kg entspricht!

Sport und Bewegung hat noch weitere Vorteile:
- regelmäßige Bewegung erhöht den Anteil der Muskelmasse,
- Muskelmasse ist »aktives« Gewebe,
- das erhöht den Grundumsatz (Energieverbrauch bei völliger Ruhe),
- dadurch kann man mehr essen, ohne zuzunehmen.

Kinder und Bewegung

Alle Angaben zur motorischen Entwicklung von Kindern sind Mittelwerte, das heißt, dass es immer Kinder gibt, die sich schneller oder langsamer entwickeln, ohne dass man daraus schließen sollte, dass eine krankhafte Entwicklung vorliegt. Natürlich ist es immer sinnvoll, den Kontakt zum Kinderarzt aufrechtzuerhalten, der insbesondere in den Früherkennungsuntersuchungen abgleicht, ob die Entwicklung eines Kindes altersgerecht verläuft. Wenn man ein Kind hat, das ein sogenannter »Spätentwickler« ist, sollte man es auf keinen Fall unter Druck setzen. Meist holen diese Kinder verzögerte Entwicklungsschritte später nach. Die Angst vieler Eltern, dass Kinder, die verspielter sind als ihre Altersgenossen, minderbegabt sein könnten, ist meist unbegründet.

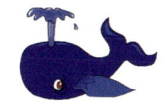

Es sollten dem Kind jedoch in jeder Entwicklungsphase ausreichend Lernangebote zur Verfügung stehen, um zu gewährleisten, dass sogenannte offene Lernfenster optimal genutzt werden können. Hier geht es nicht um teure Spielzeuge, sondern um eine zugewandte Umgebung, in welcher das Kind seine Neugier befriedigen kann (z.B. selbst Blumengießen, Schubladen mit Töpfen oder Löffeln erkunden dürfen, Vögel füttern im Winter, Blumen pflücken und Räume damit schmücken, gemeinsames Kochen und Essen, wertschätzendes Behandeln von Gegenständen ...). Die Reformpädagogin Maria Montessori nannte dies eine »pädagogisch vorbereitete Umgebung«. In Kindergärten wird dieses Konzept z.B. in Form von Gruppenküchen und anderen Aktionsformen umgesetzt. In Familien lässt sich dies oft viel lebensnaher und einfacher bewerkstelligen.

Wie rasch geht die motorische Entwicklung eines Kleinkindes doch vonstatten! Die Bewegungsmuster werden immer mehr verfeinert und in den unterschiedlichsten Situationen angewendet. Dieser gewaltige Fortschritt wird hervorgerufen durch die Sportart »Lust an Spiel und Bewegung«. Kinder bewegen sich nicht, um gesund zu bleiben, sie bewegen sich zweckfrei, weil es ihnen Freude macht, und nicht, weil sie ihre Lebenserwartung verlängern wollen. Kinder im Vorschulalter müssen nicht zu Bewegung angehalten werden. Sie brauchen nur die entsprechenden Räume und die Möglichkeiten, es zu tun. »Durchgetobte« Kinder, die sich verausgabt haben, trainieren ihr Herz-Kreislauf-System, stärken ihre Muskeln und verbessern ihre Koordinationsfähigkeit.

Platz zum Austoben
Wo können sich die Kinder austoben? In Räumen, die man dazu schaffen muss. In den ersten Lebensjahren ist die Wohnung der wichtigste Raum für Kinder. Es genügen geringfügige Veränderungen, um die Wohnung zum Spielen einzurichten. Da Kinder alles untersuchen und betasten, ist es sinnvoll, gefährliche Gegenstände fürs Erste aus dem Verkehr zu ziehen. Ein alter, aber noch gut gepolsterter Sessel neben eine Wand gestellt, eignet sich trefflich für aufregende Hüpf- und Sprungspiele. Alles, was zum Spielen nicht unbedingt notwendig ist, sollte aus dem Kinderzimmer entfernt werden. Was drin bleibt, muss nicht teuer sein, wie z.B. Pappkartons, die hervorragende Spielideen liefern.

Es gibt viele »Psychomotorikspiele« (siehe auch Anhang, S. 153–159), die Sie mit Ihrem Kind von klein auf spielen können. Grundlage ist eine Bewegungserziehung, bei der Kinder ihre Umwelt durch geistige Wahrnehmung oder Gefühle erleben und sich dabei bewegen. Hierzu kann man sie durch den bewussten Einsatz von Psychomotorikspielen »anleiten«. Mithilfe von psychomotorischen Übungen und Spielen bekommen übergewichtige Kinder wieder Spaß an der Bewegung, erfahren Bewegungsfreiheiten und nehmen ihren Körper neu wahr.

Es muss nicht immer der Sportverein sein. Richtig Spaß macht Spielen und Toben mit Freunden auf der Wiese oder dem Bolzplatz.

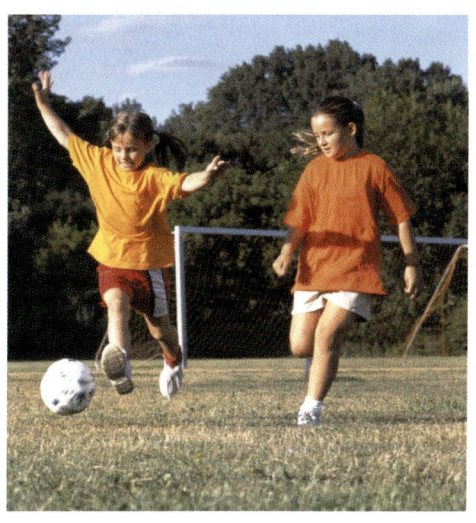

Eine bundesweite Studie zur Gesundheit von Kindern und Jugendlichen in Deutschland, die KIGGS-Studie des Robert Koch-Instituts, hat gezeigt, dass ein großer Teil der 3- bis 10-jährigen Kinder regelmäßig Sport treibt. Rund drei Viertel der Jungen und Mädchen in diesem Alter sind mindestens einmal wöchentlich in irgendeiner Form sportlich aktiv, mehr als ein Drittel sogar dreimal oder häufiger in der Woche. Die 8, 9 und 10 Jährigen waren die aktivsten: Fast 60% der 10-jährigen Jungen und fast 40% der 10-jährigen Mädchen sporteln dreimal oder häufiger pro Woche. Bei den 11- bis 17-Jährigen wird es schon etwas ruhiger. Zu körperlich-sportlichen Aktivitäten an den meisten Tagen der Woche treibt es in dieser Altersgruppe nur jeden vierten Jungen und jedes sechste Mädchen.

Der Bewegungsdrang ist den Kindern in ihrer Entwicklung vorgegeben. Spiel und Bewegung sind für Kinder natürlich und elementar. Durch sie

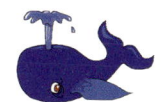

gewinnen sie an Erfahrung und können gleichzeitig ausdrücken, was sie bewegt. Über Spiel und Bewegung »erfahren« die Kinder sich selbst. Sie schulen die ihnen innewohnenden Fähigkeiten und sammeln sie in ihrem Erfahrungsschatz. Man muss sie nur lassen. Nur durch viele Bewegungserfahrungen im Kindesalter kann das Gehirn seine komplexen Strukturen aufbauen, die der Mensch für sein weiteres Leben braucht.

Das Gehirn
Wir wissen seit einigen Jahren, wie wandelbar unser Gehirn ist. Es unterliegt sekündlich strukturellen Veränderungen, hervorgerufen durch gedankliche Beeinflussung und – noch wichtiger – durch körperliche Betätigung. Die Nervenzellen werden dann weiter vernetzt und es bilden sich neue Splines (Orte des Kurzzeitgedächtnisses und neue Synapsen, d.h. Nervenverbindungen im Gehirn). Die Voraussetzung dafür ist körperliche Aktivität, die allgemeine aerobe Ausdauer und Koordination umfasst. Dadurch wird die Produktion verschiedener chemischer Substanzen ausgelöst, die in der Lage sind, die Blut-Hirn-Schranke zu überwinden. Im Gehirn wird wiederum die Produktion biochemischer Substanzen angeregt, die das Nerven- und Synapsenwachstum veranlassen.

Dank physikalischer Messmethoden können wir heute unser Gehirn gezielt untersuchen und feststellen, in welchem Bereich sich Durchblutung und Stoffwechsel ändern. Festgestellt wurde: Unser Gehirn ist arm- und fingerlastig. Bewegungen von Armen und Händen in alle drei Raumrichtungen unter Verwendung unserer Greifhand sind für uns von zentraler Bedeutung. Messungen ergaben, dass beim Klavierspielen fast 40% des Gehirns um 20 bis 30% besser durchblutet werden!

Doch wie, wann und wo sollen sich Kinder bewegen? Haben sie dazu überhaupt Zeit, wenn man bedenkt, dass sie auch noch in die Schule gehen und Hausaufgaben erledigen sollen? Dazu kommt die tägliche Mediennutzung durch Fernseher und Computer, die bei Jugendlichen ab 14 Jahren heute bei 10 Stunden täglich liegen soll! Selbst wenn sich die tatsächliche Dauer durch »Multitasking« (indem man mehrere Dinge gleichzeitig macht), reduziert, fragt man sich, wo Bewegungszeiten in den Tagesablauf eines Schülers hineinpassen sollen –, auch wenn die Essenszeiten bei Kindern, die einen exzessiven Medienkonsum betreiben, häufig in den Fernsehzeiten enthalten sind.

Ein Beispiel für das »Multitasking« eines Schülers: Der Fernseher mit der Mittagstalkshow läuft, während er sich die Hausaufgaben für die Schule aus dem Internet herunterlädt und nebenbei die eingegangenen Mails am PC abruft und beantwortet. Und während aus dem Ohrstöpsel im linken Ohr ein Rap nach dem anderen das Trommelfell belastet, telefoniert er mit der Freisprechanlage kurz mit der Freundin. Die rechte Hand liegt auf der Computermaus, aber die linke hat er frei, um sich, weil er nach der Schule natürlich Hunger hat, schnell eine heiß gemachte Fertigpizza oder ein paar Tüten Chips »reinzuziehen«.

Wenn sich bei Ihrem Kind also mehr bewegen soll als der Zeigefinger an der Computermaus, dann sollten Sie rechtzeitig anfangen, sich darüber Gedanken zu machen, wie Sie es unterstützen wollen.

Sport und Bewegung – alleine oder mit anderen zusammen

Viele Leute führen das zunehmende Problem von Übergewicht auf den Mangel an Bewegungsmöglichkeiten zurück. Das ist falsch. Natürlich gibt es heute mehr Autos als früher, mehr Straßen, mehr Autobahnen und demzufolge ein Zurückdrängen von Bewegungsmöglichkeiten in natürlicher Umgebung wie Wald und Wiese.

Dazugekommen sind jedoch attraktive Bewegungsmöglichkeiten in städtischen und ländlichen Gebieten: Parks, Trimm-Dich-Pfade, weitläufige Indoorspielhallen in Gewerbegebieten, in denen auch bei schlechtem Wetter einer körperlichen Ertüchtigung nichts im Wege steht. Nichts scheint mehr unmöglich: Man kann im Sommer in riesigen Hallen, die mit künstlichen Schnee beschneit wurden, auch im Flachland Abfahrtsski laufen. Im Winter gibt es in den alpinen Skigebieten Hallenschwimmbäder, in denen man, wenn die Lifte stillstehen, auch am Abend noch sportlich aktiv sein kann. – Zugegeben, das kostet etwas, doch: Nintendo, Computerspiele, Videorekorder, DVD-Player und Fernseher in jedem Zimmer sind auch nicht umsonst!

Wer sich bewegen möchte, kann das auch in seiner Heimat tun, für wenig Geld. Fast jeder Sportverein bietet schon für die ganz Kleinen Mutter-Kind-Turnen an, es gibt zahlreiche Sportarten, die Kindern in Vereinen beigebracht werden: Mannschaftssportarten, Familiensport usw.

Wer kein Freund von Sportvereinen ist, kann Kurse belegen, beispielsweise Judo- oder Karatekurse in speziellen Clubs.

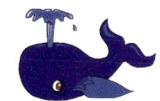

Wer sich nicht langfristig festlegen möchte, kann die Angebote von Abenteuer-, Bau-, Waldspielplätzen mit und ohne Betreuung nutzen. Es lohnt sich auch, sich zu erkundigen, ob für Hartz IV-Empfänger der Sportvereinsbeitrag auf Antrag von der Stadt übernommen wird.

Am Geld liegt es in der Regel nicht, wenn sich eine Familie eher einer passiven Freizeitgestaltung vor dem Fernseher hingibt, anstatt aktiv Sport zu treiben.

Woran liegt es also, dass Sie und Ihr Kind noch nicht Mitglied in einem Sportverein sind? Es gibt keinen Sportverein in Ihrer Nähe? Das kann vorkommen, besonders in ländlichen Gebieten. Aber gerade auf dem Land gibt es noch ganz andere Angebote. Ihr Kind muss auf nichts verzichten. Haben Sie schon einmal etwas von Jugend-Rot-Kreuz-, Jugendfeuerwehr-, Waldjugend- oder Pfadfindergruppen gehört? Erkundigen Sie sich, was es an Angeboten in Ihrer Umgebung gibt!

Die Steigerung der Leistungsfähigkeit durch Bewegung
Körperliche Tätigkeiten haben einen fördernden Einfluss auf Aufmerksamkeit und Konzentrationsfähigkeit. Durch die motorische Aktivität wird körperliche und geistige Statik überwunden. Unbewusst und automatisch ablaufende motorische Aktivitäten sind wichtig für die Aufrechterhaltung der körperlichen und geistigen Ressourcen. Zusammenhänge zwischen Motorik und Kognition sind entwicklungspsychologisch, biologisch und neurophysiologisch relevant.

Bewegung bei übergewichtigen Kindern

Übergewichtige Kinder sind häufig nicht weniger bewegungsbegabt als schlanke Kinder. Vielfach haben sie jedoch die Freude an der Bewegung verloren. Einerseits steht natürlich das Gewicht im Weg, das sie mit sich herumschleppen und das sie bei jedem Schritt im wahrsten Sinne des Wortes »herunterzieht«. Andererseits haben meistens auch Misserfolgserlebnisse dazu geführt, dass die natürliche Bewegungsfreude verlorengegangen ist. Beim »Tip … Top … Tip … Top«–Mannschaft-Zusammenstellen stehen sie als »dickes Ende« zum Schluss noch da, weil keiner sie in seiner Mannschaft haben will. Beim Völkerball werden sie als Erste »abgebackt«, weil ihr massiger Körper eine gute Angriffsfläche für den Ball bietet und ihre Bewegungen zu langsam sind, um sich schnell in Sicherheit zu bringen. Wenn sie beim Fußball aufgestellt werden, dann höchstens als Torwart, sonst gern auch mal als Schiedsrichter.

Beim Moby Dick-Sport stehen deshalb solche Spiele auf dem Plan, die jedem Kind Erfolgserlebnisse ermöglichen, die die Bewegungsfreude fördern und den Kindern ein Gefühl der Zusammengehörigkeit und des Wohlbefindens geben. Das schließt den Leistungsgedanken keineswegs aus. Jedes Kind strengt sich an. Tränen, Frustration, Versagensangst, Zurücksetzung, Diskriminierung darf es beim Sport mit übergewichtigen Kindern nicht geben. Nicht die Leistung des Einzelnen, sondern die der Mannschaft ist ausschlaggebend, und in der Moby Dick-Mannschaft gibt es keine Dünnen. Hier kommen die Übergewichtigen so richtig zum Einsatz, strengen sich an, kommen ins Schwitzen, haben Spaß und die Fettpolster schmelzen weg.

Übergewichtige Kinder fallen beim Sport in der Regel dadurch auf, dass sie beim Laufen langsam, beim Hüpfen plump, beim Werfen kraftlos, beim Turnen ängstlich und unbeholfen, bei Anstrengungen kurzatmig und bei Spielen die Verlierer sind. Sie gelten als ungeschickt und träge. Sie sitzen oft auf der Bank, weil sie sich verletzt haben, der Sport für sie zu anstrengend ist, das Sportzeug zu Hause vergessen wurde oder ihnen ein Attest die Freistellung vom Sportunterricht bescheinigt hat.

Auf die Frage: »Gibt es eine Sportart, die für übergewichtige Kinder besonders geeignet ist?«, lautet die Antwort: »Die Sportart ist für Ihr Kind die beste, die es am liebsten und dauerhaft ausüben möchte und kann.«

Grundsätzlich gilt: Einmal am Tag sollte sich jeder Mensch, nicht nur Kinder und Jugendliche, einmal so verausgaben, dass der Puls auf über 130 Schläge pro Minute ansteigt. Anfangs wird das für einen Untrainierten nur wenige Minuten auszuhalten sein, es lässt sich aber unter fachkundiger Leitung vorsichtig und konsequent steigern. Bei Menschen, die nur selten Sport treiben, steigt der Blutdruck rasch an, und auch das Herz »schlägt bis zum Halse«. Aber: die Stetigkeit ist wichtig, dann steigert man mit der Zeit seine Leistung!

> Lucas: »Sport war für mich ein Albtraum. Bei Moby Dick hab ich wieder Spaß daran gefunden. Da hat mich keiner gehänselt und ich habe gemerkt, dass ich gar nicht so schlecht bin. Außerdem ist es einfacher, mit mehreren zusammen in eine neue Judo-Gruppe zu gehen, die so wie ich auch nicht ganz dünn sind.«

Bewegungs-Spiele

Für Jugendliche empfehlen sich beispielsweise rhythmische Übungen zu populärer Musik. Auch die Teilnahme an Trommelgruppen (auch da kommt man gut ins Schwitzen, wenn die Gruppe von einem erfahrenen Rhythmiker geleitet wird), Mannschaftsspielen oder Schwimmgruppen ist zu empfehlen. An manchen Orten bietet die Wasserwacht, das DRK oder die DLRG Kurse an. Wenn die Kinder schon gut schwimmen können, überlegen sie sich vielleicht die Mitarbeit in solch einer gemeinnützigen Organisation, dann käme noch als positiver Nebeneffekt das gesellige Beisammensein und die Chance, Freundschaften zu knüpfen, hinzu.

Die Eltern sind Vorbilder für ein bewegtes Leben

Es gibt Väter, für die bedeutet »Sport«, sich gemütlich mit einem Bier in der Hand vor den Fernseher zu setzen und sich die Sportschau oder zumindest die Fußballergebnisse anzusehen. Ob, wo und wie die verschiedenen Fußballvereine spielen, ist oft von größerer Bedeutung als die Frage, ob der eigene Sohn in der örtlichen Jugendmannschaft kickt. Liebe Väter, geben Sie sich einen Ruck! Zeichnen Sie Ihre Lieblingssendungen auf und sehen Sie sie, wenn der Nachwuchs im Bett liegt. Jetzt sollten Sie sich selbst einen Ball schnappen und zu Ihrem Sprössling sagen: »Draußen ist Fußballwetter, lass uns mal zusammen auf den Bolzplatz gehen und ein paar Tore schießen.« Wetten, dass der Vorschlag gut ankommt? Die Freude an Bewegung ist nämlich ansteckend.

> Stefanies Vater: »Stefanie und ich, wir haben die gleichen Gene. Wir neigen zu Übergewicht und hohem Blutdruck. Mir tut es auch gut, dass wir jetzt mehr mit dem Rad fahren. Ich habe ein neues Mountainbike, da machen die Radtouren richtig Spaß.«

Es gibt Menschen, die gehen buchstäblich keine drei Schritte zu Fuß und legen noch so kleine Wege mit dem Auto zurück: Brötchen vom Bäcker holen, Zeitung am Kiosk kaufen, Kind zum Kindergarten und zur Schule bringen. Kinder, die dieses miterleben, müssen den Eindruck gewinnen, Füße und Beine sind eher zum Gasgeben und Bremsen da, nicht aber zum Laufen und Springen. Manche Eltern raffen sich mit größter Mühe gerade noch zu einem Ausflug am Sonntagnachmittag auf. Wenn sie aus dem Auto, dem Bus, der Bahn steigen, führt es sie nicht auf einen Wanderweg, sondern direkt zu Kaffee und Torte in das nächste Restaurant.

Überlegen Sie selbst, ob es schlechte Gewohnheiten gibt, die sich in Ihrer Familie eingebürgert haben. Diese schlechten Gewohnheiten sollten Sie jetzt ausmerzen.

Motivationsbeispiele

Nehmen Sie Ihr Kind an die Hand und sagen Sie beispielsweise:

- »Jetzt laufen wir beide durch den schönen Park vor unserer Haustür!«
- »Heute fahren wir nicht mit dem Auto zur Schule, wir beide gehen jetzt zu Fuß.«
- »Jetzt nehmen wir mal nicht den Fahrstuhl, wir beide sind kernige Typen, wir nehmen die Treppe, und das schaffen wir mit links.«

Wenn Sie gerade in der Arbeit sind und wissen, dass Ihr Kind allein zu Hause vor dem Fernseher sitzt, wahrscheinlich eine der mittäglichen Talkshows ansieht und vermutlich gerade eine Tüte Chips aufreißt, um den Inhalt nebenbei in sich hineinzufuttern: Greifen Sie zum Telefonhörer und rufen Sie Ihr Kind an.

Sagen Sie heute nicht:
- »Sitzt du schon wieder vor der Glotze?«
- »Du solltest lieber Sport treiben, statt immer nur rumzuhängen.«
- »Letzte Woche hast du wieder zugenommen. Wenn du dauernd Chips isst, wirst du auch nicht schlanker.«
- »Mach doch mal was Gescheites, beweg dich mehr, dann wirst du auch nicht so dick.«

Sagen Sie stattdessen:
- »Schön, deine Stimme zu hören.«
- »Du klingst müde, ich nehme an, du hattest einen anstrengenden Schultag.« Lassen Sie Ihrem Kind Zeit, etwas zu erzählen. Dann könnte das Gespräch so weitergehen:
- »Ich sitze auch schon seit 6 Stunden hier am Schreibtisch. Etwas Bewegung täte uns beiden heute gut. In einer Stunde bin ich zu Hause. Lass uns dann zum Trimm-dich-Pfad bei uns ins Wäldchen gehen.«
  Ihr Kind wird von Ihrer Aktivität beeindruckt sein. Selbst, wenn ihm nicht direkt der Sinn nach Bewegung steht, wird es eine gemeinsame Aktivität dem Fernseher vorziehen. Sie könnten dann sagen:

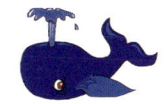

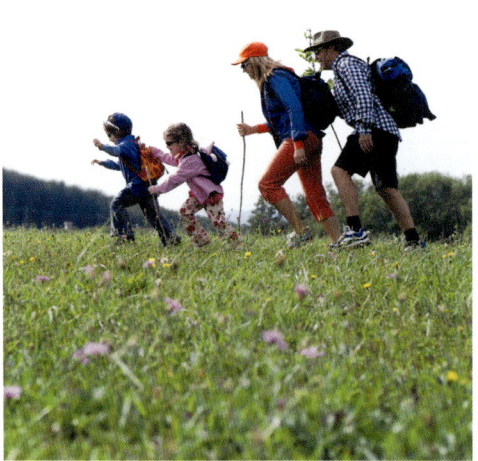

Ein gemeinsamer Familienausflug ist Spaß für alle.

- »Bist du so nett und holst schon einmal unsere Sportschuhe aus dem Schrank, damit wir nachher schneller loskommen?«, oder:
- »Pack doch schon mal unser Badezeug ein, dann sind wir nachher schneller im Schwimmbad.«

Stefanie

Und was macht Stefanie jetzt außerhalb der Moby Dick-Treffen?

Stefanie

Stefanie reitet jetzt. Sie hat eine aktive Freizeitgestaltung gefunden, die ihr Spaß macht und bei der sie viele soziale Kontakte zu gleichaltrigen Mädchen hat. Auch der Umgang mit den Tieren ist gut für ihre Gefühlswelt. Die Pferde hatten Stefanie schon gern, als sie noch übergewichtig war. Tiere schauen ins Herz, nicht auf das Äußere. Sportexperten sagen zwar, dass Reiten für das Abnehmen nicht die geeignetste Sportart ist, weil sich das Pferd mehr als der Reiter bewegt. Aber bei Moby Dick sagt man: Der Sport ist am besten, der dem Kind am besten gefällt und den es deshalb auch langfristig ausüben wird. – Bei Stefanie kam deswegen nur Reiten infrage.

Realistische Ziele setzen

Problem erkannt – Problem gebannt? Jetzt, liebe Leser, kommt der schwierigste Teil: die Umsetzung. Gesundheitsmanager der Familie wird man nicht, wenn man gewonnene Erkenntnisse nur in seinem Herzen bewegt. Man muss sie in die Praxis, in den Lebensalltag umsetzen.

Überlegen Sie sich, welche Ziele Sie langfristig, mittelfristig und kurzfristig (also ab jetzt sofort) erreichen wollen. Überprüfen Sie, ob Ihre Ziele realistisch sind. Nehmen Sie sich nicht zu viel auf einmal vor, quälen Sie niemanden und gehen Sie das Ganze mit guter Laune und ohne Verbissenheit an. Es muß allen Spaß machen. Natürlich müssen Sie Ihre ganze Familie dafür gewinnen, dass eine »Lebensstiländerung« angesagt ist. Jede Familie ist anders, Sie müssen daher Ihren eigenen Weg finden. Ich möchte Ihnen aber anhand eines Beispiels Tipps und Hilfestellungen geben. So ist beispielsweise Stefanies Mutter vorgegangen:

Als sie noch berufstätig war, galt sie als echter Profi. Jetzt will sie genauso professionell, wie sie seinerzeit in geschäftlichen Verhandlungen agiert hat, das Familienleben verändern. Als Gesundheitsmanagerin muss sie das gründlich vorbereiten. Sie legt sich einen genauen Plan für die Problemlösung fest und gliedert ihn in einzelne Schritte.

Die Lage klären

Schritt eins

- »Man darf seine Familie nicht einfach so überfallen. Jedes Familiemitglied muss sich in seiner Rolle anerkannt fühlen und darf nicht übergangen werden.
- Wir sind eine Familie und haben schließlich alle dasselbe Ziel: Gesund und glücklich zusammen zu sein; darüber sollte man sich doch letztlich einig werden können.
- Allerdings haben wir sehr unterschiedliche Bedürfnisse, die zum Teil stark auseinanderdriften. Hier gilt es, Kompromisse zu finden.
- Alle Familiemitglieder wollen einen gewissen eigenen Entscheidungsspielraum gewahrt wissen; Positionen in der Familie dürfen nicht untergraben werden.
- Jedes Familiemitglied sollte sich darüber im Klaren sein, dass es eine bestimmte Rolle spielt, aus der es argumentiert.

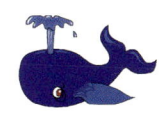

Schritt	**Ziele festlegen**
zwei	*Was will ich unbedingt erreichen?*

Ich will erreichen,

- dass wir als Familie aktiver werden,
- dass mein Mann mehr Zeit für die Familie hat,
- dass Stefanie Freunde findet,
- dass Stefanie nicht so sehr unter ihrem Bruder leidet,
- dass wir bewusster essen.

Was könnte als Kompromiss akzeptiert werden?

- eine gemeinsame Familienaktivität am Wochenende,
- dass an einem Abend in der Woche der Papa die Kinder ins Bett bringt,
- dass ich an diesem Abend auch mal Zeit für mich habe,
- dass Steffi in einen Verein eintritt,
- eine Stunde täglich nur für mich und Stefanie,
- Ernährungsumstellung.

Was ist völlig inakzeptabel?

- Wenn sich keiner von seinem Standpunkt bewegt und keiner etwas dazugibt.

Schritt	**Die Verhandlung**
drei	Stefanies Mutter möchte sich zunächst auf ein Thema konzentrieren: An

einem Abend in der Woche soll der Papa und nicht sie die Kinder ins Bett bringen. Das täte sowohl ihrem Mann als auch den Kindern gut. Jetzt gilt es, geschickt zu verhandeln, auf den richtigen Zeitpunkt kommt es an. Sie kann ihren Mann nicht mit großartigen Plänen kommen, wenn er abends müde von einer anstrengenden Tour nach Hause zurückkommt. Dann will er nur noch seine Beine hochlegen, ein gemütliches Bierchen trinken und dann ins Bett. Nein, was sie will, muss sie ihm in einer Situation schmackhaft machen, in der er gerade etwas Nettes mit den Kindern erlebt hat.

Sie sagt also nicht am Abend, als er die Kinder mal wieder nur schlafend gesehen hat, weil er so spät nach Hause gekommen ist: »Jetzt bist du schon wieder so spät nach Hause gekommen und ich musste die Kinder allein ins Bett bringen. Andere Väter kümmern sich viel mehr um ihre Kinder!«

Als Familien- und Gesundheitsmanagerin geht sie professionell vor. Sie passt eine Situation ab, bei der der Kleine auf seinem Schoß sitzt, Stefanie sich an ihn kuschelt und alle die Nähe des Vaters so richtig genießen. Sie sagt dann beispielsweise: »Wie schön, dass du die Zeit mit den beiden so richtig genießen kannst; ehe man sich versieht, sind sie groß. Wir sollten überlegen, wie wir häufiger solche Situationen organisieren könnten.«

Sie hat damit an einer gemeinsamen Basis angeknüpft, »Zeit mit den Kindern genießen, schöne, vertraute Situationen erleben«.

Jetzt erstmal alles sacken lassen und wenn sie mit ihrem Mann alleine ist, kommt der nächste Schritt. Sie knüpft an der angenehmen Situation von vorhin an. »Lass uns doch einmal überlegen, wie wir das hinkriegen könnten.« Als Argument kommt jetzt von ihm: »Das wäre schön, aber ich habe dazu keine Zeit.«

Achtung, das ist eine böse Klippe im Verhandlungsverlauf, die es zu umschiffen gilt. Stefanies Mutter schafft es. Sie hört sich aufmerksam alle Argumente an, fällt ihrem Mann nicht ins Wort, nickt verständnisvoll, signalisiert ihm Aufmerksamkeit und Vertrauen. Aber sie bleibt hartnäckig »am Ball«. Sie hat ihr Ziel vor Augen und sagt nicht: »Du könntest doch häufiger mal die Kinder abends ins Bett bringen!«, sondern sie sagt – und dabei kostet es sie wirklich Überwindung: »Ich möchte, dass du einmal in der Woche die Kinder abends nach dem Abendessen ins Bett bringst.«

Dabei kann sie genau den richtigen Ton und genau die richtige Stimmung und Atmosphäre treffen. Auch wenn sich die Diskussion zuspitzen sollte, fängt sie nicht an zu schreien, sie läuft nicht weg. Aus der schwierigen Verhandlungssituation sollen beide als Gewinner und keiner als Verlierer hervorgehen.

Dabei kann Stefanies Mutter durchaus ihre Gefühle zeigen: Wenn Sie ihrem Mann erklärt, dass Stefanie darunter leidet, dass er so wenig Zeit für sie hat und ihren Frust im wahrsten Sinne des Wortes »in sich reinfrisst«, dann kann sie durchaus ihre Stimme erheben oder ihm zeigen, wie traurig es sie macht, dass er die Wichtigkeit nicht einsieht.

Jetzt gilt es, die nächste Klippe zu umschiffen. Bei seinem Argument: »Ich tue das doch alles nur für Euch, so viel arbeiten, so viel Geld verdienen, das geht nur mit Abstrichen im Familienleben. Wir brauchen doch das Geld, du willst doch auch, dass wir im Herbst wieder in

Stefanies Vater: »Früher haben wir immer gesagt, wir müssten mal was ändern, aber wir waren so im Trott drin, da blieb dann doch immer alles beim Alten. Ich finde es wirklich gut, dass meine Frau jetzt die Initiative ergriffen hat. Man hat richtig gemerkt, wie viel ihr daran liegt, dass wir alle gesund bleiben. Ich bringe jetzt donnerstags die Kinder ins Bett und lege alle Termine so, dass der Donnerstagabend frei bleibt. Das war einfacher als gedacht. Auf diese Weise nehme ich viel intensiver am Leben der Kinder teil. Das genieße ich richtig.

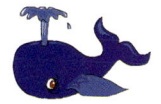

den Urlaub fahren können«, ist Vorsicht geboten, aber Stefanies Mutter verirrt sich nicht auf »Nebenschauplätze«. Sie akzeptiert bewusst einen »Verhandlungsstillstand«, schlägt vor, mal kurz in den Garten zu gehen, wo sie ihrem Mann zeigt, was sie heute mit den Kindern gepflanzt hat.

Draußen, im Garten setzen sich beide auf eine Bank, und jetzt ist es plötzlich ganz einfach, einen Kompromiss zu finden. »Donnerstag ginge. Da ist immer eine Besprechung, die um Punkt 17:00 Uhr zu Ende sein muss. Da könnte ich um 18:00 Uhr zu Hause sein und mich nach dem Essen um die Kinder kümmern. Eventuell käme ich aber dafür am Mittwoch etwas später nach Hause.«

Schritt **Erfolg feiern**
vier Stefanies Mutter atmet tief durch: Geschafft. Das gemeinsame Ergebnis wird heute Abend gefeiert. Beide haben ein richtig gutes Gefühl. Es gab ein Problem und sie haben es gemeinsam gelöst, haben sich nicht gestritten, sondern empfinden beide, dass sie sich sogar nähergekommen sind. Bei einem Glas Wein beenden sie den Abend.

So stärken Sie das Selbstwertgefühl Ihres Kindes

Ich möchte Ihnen anhand eines Beispiels illustrieren, wie anders Situationen ausgehen können, die Sie beeinflussen können und die von großer Bedeutung für Ihr Kind sind.

Stellen Sie sich folgende beispielhafte Situation vor:

Ihr Kind soll sich mehr bewegen. Es bekommt langsam einen Bauchansatz, der Hosenknopf geht nur noch mit Mühe zu. Nachmittags treffen sich Gleichaltrige auf der Wiese neben dem Haus, in dem Sie wohnen, zum Fussball spielen. Ihr Sprössling spielt auch gerne Fußball, er ist Ihrer Meinung nach auch bewegungsbegabt. Er traut sich aber nicht. Er hat wenig Selbstbewusstsein und denkt, er könnte nicht mit den anderen Kindern mithalten. Sie haben die Kinder beobachtet und gesehen, dass dort Jungs mitspielen, die wesentlich langsamer rennen als Ihr Sprössling, und selten oder nie das Tor treffen.

Zufälligerweise kommen Sie gerade mit Ihrem Kind vorbei, als die Fußballer sich versammelt haben und gerade dabei sind, zwei Mannschaften zu bilden. Es fehlt ihnen offenbar ein Spieler, die Zahl der Anwesenden ist ungerade. Sie wittern eine Chance für Ihr Kind.

Jetzt kommt es darauf an, richtig zu reagieren.

Sie könnten sagen:

- »Trau dich, wenn du jetzt mitspielst, bekommst du danach etwas Schönes von mir.«
  Ihr Sohn würde es als plumpe Bestechung auffassen.
- »Trau dich, wenn du jetzt mitspielst, brauchst du heute Abend nicht abzuwaschen.«
  Das würde schon verlockend klingen, denn Ihr Sohn hasst es abzuwaschen. Doch diese Kombination fände er lächerlich.
- »Du bist ein richtiger Feigling, jetzt traust du dich schon wieder nicht.«
  Dann würde sich Ihr Kind noch elender fühlen als vorher und der Weg zum Fußballspiel wäre in noch weitere Ferne gerückt.

Versuchen Sie es doch lieber ganz anders und sagen:

»Ich habe das Gefühl, denen fehlt ein Spieler. Du könntest ihnen aushelfen, frag doch mal, ob sie dich als Ersatzspieler mitmachen lassen. Ich setze mich hier auf die Bank und ruh mich aus. Dabei sehe ich ein wenig dem Spiel zu.«

Insgeheim denken Sie natürlich, wenn ich als Mutter hier sitze, werden die Ihrem Süßen keine Abfuhr erteilen. – Und siehe da, es klappt. Er geht hin, fragt und alle sind froh, dass es jetzt endlich losgehen kann. Während des Spiels guckt Ihr Sohn häufig zu Ihnen rüber. Sie nicken ihm aufmunternd zu, winken hin und wieder in einer Spielpause herüber. In der Halbzeit kommt er zu Ihnen und fragt mit glühenden Wangen, ob Sie was zu trinken dabei haben. Sie haben natürlich, geben ihm die Mineralwasserflasche, die sie gerade eingekauft haben und sagen beiläufig:

»Ich würde jetzt gerne hochgehen und schon mal das Abendessen zubereiten. Bleibst du weiter hier unten?« Sie sind sich ziemlich sicher, dass er weiter mitspielen möchte, denn er hat bereits ein Tor geschossen und sich bereits als starke Stütze der Mannschaft erwiesen. Mit hochrotem Kopf sagt er »Ja«, die anderen rufen schon nach ihm. Der Bann ist gebrochen.

Später beim Abendbrot erzählt er stolz , wie gut das Spiel gelaufen ist, dass er die Namen von vier Mitspielern kennt und dass am nächsten Tag um die

> Stefanie: Früher haben die mich in der Schule immer »rosa Ferkel« genannt. Manchmal bin ich weggerannt und hab geweint. Bei Moby Dick habe ich gelernt, wie man auf solche blöden Sprüche antworten kann. Ich sage dann: »lieber rosa Ferkel als dumme Pute« oder »lieber dick als doof«. Neulich hat ein Junge zu mir: »na, du Dicke!«, gesagt. Da habe ich geantwortet: »Ich bin dick und wenn du mich ärgerst, dann setze ich mich auf dich drauf und dann bist du platt.« Da ist er weggegangen, ohne ein Wort zu sagen.

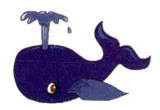

selbe Zeit Fußballspielen angesagt ist. Sie loben Ihren Sohn und sagen aus vollem Herzen: »Ich bin stolz auf dich!«

Ihr Kind hatte so ein tolles Erfolgserlebnis, das sein Selbstwertgefühl ganz wesentlich gesteigert hat.

1. Es hat sich getraut (und Sie haben ihm mit Ihrer dezenten Anwesenheit den Rücken gestärkt).
2. Es hatte Erfolge: zwei Tore geschossen. (Sie haben ihm mit Blicken und Winken Ihre Anerkennung gezeigt.)
3. Es hat Kumpels gefunden, mit denen es sich morgen wieder treffen möchte. (Sie haben sich diskret zurückgehalten, aber die Erfolgserlebnisse unauffällig arrangiert.)
4. Es hat sein Lob am Abendbrottisch von Ihnen erhalten und ist vorher von den Jungs anerkennend auf den Rücken geklopft worden. (Und Sie haben weder Belohnung noch Strafe verteilt.)

Wenn Sie das Selbstgefühl Ihres Kindes stärken wollen, müssen Sie immer dessen Alter, sein Temperament und seine Vorlieben und Abneigungen berücksichtigen.

Tipps für Kinder bis 6 Jahre

Lassen Sie Ihr Kind bei der Zubereitung von Mahlzeiten mithelfen!

In diesem Alter wollen Kinder alles ausprobieren. Lassen Sie Ihr Kind beispielsweise bei der Zubereitung von Mahlzeiten helfen und erklären Sie ihm nebenbei die Gegenstände, die dabei benötigt werden: »Wir ziehen uns jetzt beide eine Schürze um. Du kniest dich auf den Stuhl und ich setze mich hin. Beide nehmen wir uns ein Brettchen und ein Messer. Schau mal, das Messer hat eine Klinge, die ist auf einer Seite ganz scharf. Damit kann man die Bohnen kleinschneiden. Aber pass gut auf, man kann sich auch in den Finger schneiden, und das tut weh. Wir sind beide aber ganz vorsichtig, damit wir uns nicht verletzen.«

Erklären Sie Ihrem Kind, wie die Lebensmittel heißen, die Sie verwenden und wo sie herkommen: »Das sind Kartoffeln, die wachsen in der Erde, siehst du, da ist noch Erde dran. Wir müssen die Kartoffeln gut waschen, bevor sie in den Kochtopf kommen. Das ist Milch, die kommt aus dem Euter der Kuh. Die Kuh wird gemolken, dann wird die Milch in Tüten gefüllt und die kaufen wir im Supermarkt. Das ist ein Stück von einem Fisch. Der Fisch kommt aus dem

Meer. Das sind Eier. Die haben die Hühner gelegt. Das sind Äpfel, die sind auf einem Baum gewachsen.«

Wenn Sie Ihrem Kind die Zusammenhänge nicht erklären, könnte es passieren, dass es glaubt: Kühe sind lila, Milch wächst in Tüten, Eier in Kartons, Äpfel entstehen in der Gemüseabteilung des Supermarktes, Fische schwimmen in Stäbchenform und paniert durch die Wasserwelt und Hähnchen fliegen als »chicken wings« durch die Landschaft.

Sie sind die- oder derjenige, die Ihrem Kind die Welt erklärt. Sie sind seine »Bezugsperson«!

Lassen Sie Ihr Kind auch probieren, wie die Dinge schmecken, die Sie in der Küche verwenden. Wenn man sie nicht ohne Weiteres essen kann, sollte es daran riechen oder sie anfassen. Eine Ernährungswissenschaftlerin von Moby Dick hat im Verlauf ihrer Arbeit mehrfach beobachten können, dass es Kinder gibt, die außer Gurken kein einziges Gemüse kennen. Lassen Sie Ihr Kind schnippeln, was der Super-, Wochen-, oder Ökomarkt bietet. Ermutigen Sie es zu probieren, zu schmecken, zu riechen, alles anzufassen. Kinder lernen mit allen Sinnen und Sie können es ihnen ermöglichen. Trainieren Sie mit Ihrem Kind die sogenannten »Grundgeschmackskomponenten«: süß, sauer, salzig, bitter. Wie schmecken Zucker, Marmelade, Honig, Zitrone, Essig, Rhabarber, Salz? Und gehen Sie mit Ihrem Kind auch zusammen einkaufen!

Wunderbar wäre es auch, wenn Sie Ihren Kindern zeigen könnten, wo Eier, Milch, Käse, Wurst und Gemüse herkommen, bevor sie im Supermarkt in die Regale gelegt werden. Besuchen Sie doch einmal zusammen einen Bauernhof! Besonders für Stadtkinder ist es wichtig, dass sie einmal das Gegacker von Hühnern hören, einem Kälbchen in die Augen schauen, das pralle Euter einer Kuh bestaunen und ein Schwein grunzen hören. Wie sollen Kinder sonst den Wert von Eiern, Milch und Fleisch richtig schätzen lernen? Man kann kleinen Kindern sagen: Das ist ein Huhn, das legt Eier. Das ist ein Schwein, das gibt uns Fleisch. Das ist eine Kuh, die gibt uns Milch. Davon leben wir. Danke, liebe Tiere, dass ihr uns das alles gebt. Damit erziehen wir unsere Kinder zur Dankbarkeit und zum Respekt gegenüber Tieren.

Werbung prägt den Geschmack Ihres Kindes – halten Sie dagegen!
Sagen Sie nie, wenn Ihr Kind etwas probieren möchte: »Ach, das magst du eh nicht.« Geschmäcker ändern sich. Oft mögen die Kinder gerade das, was die Kinder in der Werbung auch mögen. Auch kleine Kinder bekommen schon

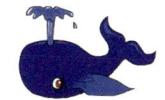

mit, was die Werbung uns einredet. Auch wenn es schwerfällt und manchmal hoffnungslos ist, halten Sie dagegen: Sie brauchen diese Kinderjoghurts nicht, die teuer, zuckerreich und ungesund sind; Sie machen das alles selbst, das ist gesünder, macht mehr Spaß und schmeckt viel besser. Kaufen Sie Naturjoghurt, schnippeln Sie mit Ihrem Kind Erdbeeren, Ananas, oder was Ihnen sonst noch einfällt und dann stellen Sie fest, dass das Ergebnis ganz wunderbar ist und dass auf die Werbung nur die Dummen reinfallen.

Ihr Kind übernimmt Ihre Vorlieben und Abneigungen – Denken Sie daran!
Denken Sie immer daran, dass Sie das Vorbild Ihres Kindes sind. Wenn Sie sagen: »Fisch – mag ich nicht, da riecht die Küche immer so.« Dann wird Ihr Kind Fisch auch nicht mögen, es will ja nicht schuld sein, dass Ihre Küche riecht. Wenn Sie sagen: »Fleisch – ess ich nicht, mir tun die Tiere leid.« Dann wird Ihr Kind auch kein Fleisch essen, es möchte ja wie Sie kein Tiermörder sein. Wenn Sie sagen: »Salat, Grünzeug, – das ist was für Ziegen.« Dann wird Ihr Kind auch keinen Salat essen, es möchte ja keine Ziege sein.

Wenn sich das Verhalten Ihres Kinds ändern soll, dann müssen Sie es vorleben! Sagen Sie beispielsweise: »Ich liebe diese Sonnenuntergänge hinter unserem See« – und Ihr Kind wird den Anblick mit Ihnen teilen wollen und den Fernseher ausschalten.

Oder: »Wie das Gras duftet, wenn es noch feucht vom Tau ist« – und Ihr Kind wird Ihnen vor dem Frühstück barfuß beim »Tautreten« Gesellschaft leisten.

Tipps für Kinder zwischen 6 und 12 Jahren
In diesem Alter können Sie Ihr Kind beispielsweise noch mehr beim Kochen miteinbeziehen, nach dem Motto: »Ich bereite das Fleisch zu und du könntest schon mal die Soße machen. Ich schäle die Kartoffeln und du schnippelst die Bohnen. Ich belege den Tortenboden und du schlägst die Sahne.«

Ihr Kind kann in diesem Alter auch schon Verantwortung übernehmen. Lassen Sie es ruhig verschiedene Dinge selbst einkaufen: Mit 6 Jahren kann es zum Beispiel sonntagmorgens die Brötchen und die Zeitung holen, wenn es beides in der Nähe gibt. Lassen Sie sich, bevor es nach draußen geht, wiederholen, was es kaufen soll: »Zwei Hörnchen, drei Rundstücke, vier Brezen, fünf Schrippen, sechs Brötchen ...« Mit 10 Jahren kann es mithilfe eines größeren Einkaufszettels Lebensmittel für das ganze Abendessen einkaufen und selbst Entscheidungen treffen wie »Butterkäse« oder »Emmentaler«, »Leberwurst«

oder »Salami« (wenn Sie nur »Käse und Wurst« aufgeschrieben haben), und bei »Salat« darf es entscheiden, ob es »Lollo Rosso«, »Feldsalat« oder was auch immer ihm gefällt, nach Hause bringt. Die Menge sollten Sie jedoch vorgeben.

Ihr Kind sollte jetzt auch schon mehr Geschmackskomponenten kennen. Lassen Sie es die Soße abschmecken. Fragen Sie es: »Was meinst du, muss da noch mehr Salz hinein, etwas Zitrone vielleicht, Senf, ein wenig Pfeffer?« 12-jährige Kinder können ein Gemüse schon selbst zubereiten, wenn Sie es ihnen erklärt haben, sie können Spaghetti al dente mit Tomatensoße kochen, Spiegeleier braten, Salat mit Soße machen.

Kinder lieben es, wenn sie in die Planung, den Einkauf, die Vor- und Zubereitung der Mahlzeiten miteinbezogen zu werden. In welcher Form das geschieht, hängt von Ihrer Geduld, der Zeit, die Sie zur Verfügung haben, aber auch besonders vom Alter der Kinder ab.

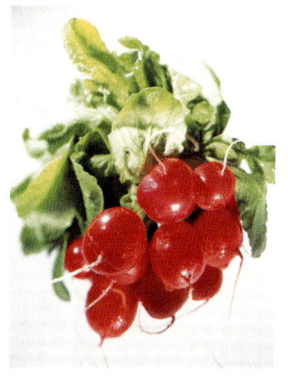

Ihr Kind möchte jetzt alles ausprobieren und am liebsten wie Robinson und Huckleberry Finn ein Abenteuer nach dem anderen erleben. Bei übergewichtigen Kindern spielen sich die Abenteuer in diesem sogenannten »Robinsonalter« meistens nur im Fernsehen ab. Doch das muss nicht sein. Seien Sie großzügig, wenn der Sohn mit dem Freund einmal im sicheren Garten hinter dem Haus im Zelt übernachten möchte. Erlauben Sie der Tochter in den Pfingstferien, mit der Freundin zu deren Oma zu fahren. Unterstützen Sie den Bau eines Baumhauses. Lachen Sie nicht, wenn »Schminkversuche« kläglich scheitern!

Tipps für 12 bis 16-Jährige

Was das Kochen anbelangt: In diesem Alter sollten die Jugendlichen in der Lage sein, einfache Gerichte mit und ohne Rezept selbst fertigzustellen. Treffen Sie Vereinbarungen wie beispielsweise: »Am Wochenende koche ich einen Tag und du kochst einen Tag. Vorher überlegen wir, was wir kochen wollen. Wenn du willst, helfe ich dir, ich würde mich freuen, wenn du mir hilfst. Du kannst auch gern deine Freunde zum Kochen und Essen einladen.«

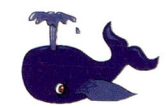

Essen in schöner Umgebung

Machen Sie es sich zur Gewohnheit, die Umgebung, in der Sie die Mahlzeiten einnehmen, schön zu gestalten: Legen Sie eine Tischdecke auf, decken Sie den Tisch
mit hübschen Servietten, stellen Sie Blumen und Kerzen darauf – zumindest an
besonderen Tagen, garnieren Sie die Teller z.B. mit geschnittenen Gurken, Radieschen, Salatblättern, Petersilie, Apfelscheiben o.ä. Legen Sie schöne Musik auf. Sorgen Sie dafür, dass immer eine Karaffe Wasser auf dem Tisch steht. Warten Sie so
lange, bis alle sitzen, wünschen Sie sich »guten Appetit« und beginnen erst dann
gemeinsam mit dem Essen, denn das ist ein schönes Gefühl.

Was Sie nicht tun sollten: Essen Sie niemals im Stehen. Schauen Sie niemals
beim Essen fern. Essen Sie lieber mehrere kleine Gänge als einen »Riesengang«!
Genießen Sie Ihr Essen, schlingen Sie nicht, kauen Sie gründlich. So wird die Mahlzeit zum Genuss. Guten Appetit!

Sie können das Selbstwertgefühl Ihres Kindes in diesem Alter auch stärken,
indem Sie »einfach« akzeptieren, dass Ihr heranwachsender Sprössling andere
Wertevorstellungen entwickelt als Sie. Sie müssen seine Musik nicht mögen.
Machen Sie sich aber nicht darüber lustig. Ihr Vater hat die Musik, die Sie mit 15
gehört haben, auch nicht gemocht. Zeigen Sie Ihrem Kind, dass Sie seine Präfe-
renzen akzeptieren. Fühlen Sie sich nicht gekränkt, wenn Ihre Tochter oder Ihr
Sohn nicht mehr mit Ihnen, sondern mit Freund oder Freundin zum Schuhe-
Kaufen gehen möchte. Geben Sie ihm/ihr einen von Ihnen in der Höhe bestimmten Geldbetrag mit. Wenn es teurer wird, muss das Taschengeld herhal-
ten. Machen Sie keine Witze, wie auch immer das Ergebnis ausfällt!

Machen Sie Pläne für das, was sich ändern sollte
Das sollten Sie sich ab sofort vornehmen:

- Zeigen Sie Ihrem Kind Ihre Liebe und Zuwendung.
- Wenn Sie sich mit ihm beschäftigen, tun Sie nur das. Beschäftigen Sie sich
  nicht nebenbei mit etwas anderem, was Ihre Aufmerksamkeit in Anspruch
  nimmt (fernsehen, telefonieren, SMS- schreiben).
- Hören Sie geduldig zu und halten Sie sich mit Bemerkungen und Mei-
  nungsäußerungen zurück.
- Ermuntern Sie Ihr Kind durch Gesten und Bemerkungen zum Reden (akti-
  ves Zuhören).
- Nehmen Sie seine Probleme ernst und gehen Sie darauf ein.
- Werten Sie nichts ab, was es sagt, oder machen es »schlecht« .

Dabei müssen drei Prinzipien zur Anwendung kommen:

- Es gibt keine dummen Fragen oder Bemerkungen.
- Für jedes Problem gibt es eine Lösung.
- Sie helfen Ihrem Kind dabei.

Das sollten Sie sich mittelfristig vornehmen
Bilden Sie einen Familienrat!

Der Familienrat hat den Zweck, die ganze Familie einzubinden und an Ihrem Projekt »Gesundheit« zu beteiligen. Er sollte eine feste Einrichtung in Ihrer Familie werden. Gewinnen Sie die einzelnen Mitglieder vorab für Ihr Vorhaben, damit beispielsweise der pubertierende Sohn Ihr schönes Gesamtprojekt nicht schon vor seiner Entstehung mit der Bemerkung »wieder mal so'n Blödsinn« abwertet und Ihr Mann sich mit dem Spruch »alles kalter Kaffee, macht eure Diät alleine«, aus der Verantwortung zieht.

Auch in Stefanies Familie gibt es jetzt einen »Familienrat«. Er tagt am Samstagmorgen nach dem Frühstück. Jedes Familienmitglied hat eine Stimme. Die Besprechung hat eine feste Tagesordnung:
1. Wie war meine letzte Woche?
2. Besonderheiten in der nächsten Woche.
3. Planung der gemeinsamen Familienaktivität am Wochenende.

Bleiben Sie hartnäckig. Sie wissen genau: Wenn Ihr Kind erfolgreich abnehmen soll, dann schafft es das nur mit der Unterstützung der gesamten Familie. Suchen Sie eine Zeit aus, in der alle Familienmitglieder Zeit haben, z.B. sonntags nach dem Mittagessen. Lassen Sie nicht eher locker, bis Sie erreicht haben, dass sich die Familie einmal in der Woche für eine Stunde zusammensetzt. Getreu dem Motto »Der Weg ist das Ziel« gehört der Prozess, den Sie jetzt anstoßen, bereits mit zum Ergebnis.

Der Fit-und-Faul-Plan

Erstellen Sie im Familienrat dann als Erstes gemeinsam einen »Fit-und-Faul-Plan«, der festhält, wie viel aktive und passive Bewegungsanteile jeder Tag für die einzelnen Familienmitglieder enthält:

Passive Anteile (die einen weinenden Smiley bekommen) sind z.B.:
- ☹ Morgens mit dem Auto zur Schule gefahren werden
- ☹ Mit dem Auto zur Arbeit fahren
- ☹ Den ganzen Tag im Büro am Schreibtisch sitzen
- ☹ Mit dem Auto einkaufen fahren

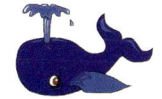

- 🙁 Den Vormittag in der Schule auf dem Stuhl sitzen
- 🙁 Mittags nach dem Essen fernsehen
- 🙁 Schularbeiten machen
- 🙁 Am Computer sitzen
- 🙁 Im Bett liegen

Aktive Anteile (die einen lachenden Smiley bekommen) sind z.B.:
- 😊 Morgens zu Fuß zum Kindergarten oder zur Schule gehen
- 😊 Nachmittags mit Freunden draußen spielen
- 😊 Abends zum Fitnesstraining gehen
- 😊 Mit dem Rad zur Arbeit fahren
- 😊 Bewegung im Sportverein

Der Essensplan

Erstellen Sie dann auch einen ähnlichen Plan zum Thema Essen:

Was gesund ist, erhält einen lachenden Smiley, z.B.:
- 😊 Apfel gegessen
- 😊 Morgens gefrühstückt
- 😊 Schulfrühstück mitgenommen
- 😊 Gemüse zum Mittagessen gekocht
  ...

Was ungesund ist, erhält einen weinenden Smiley, z.B.:
- 🙁 Ohne Frühstück aus dem Haus gegangen
- 🙁 Mittags in der Kantine ein riesiges, dick paniertes, in Fett gebratenes Schnitzel gegessen
- 🙁 Fertgpizza in die Mikrowelle geschoben
- 🙁 XXL-Portion Pommes mit Majo gefuttert
- 🙁 Den ganzen Tag außer ein paar Joghurts nichts Richtiges gegessen
  ...

Jetzt kann die Familie natürlich kürzer oder länger über die Ergebnisse diskutieren. Entscheidend ist, dass Sie gemeinsam eine Zielvereinbarung treffen. Diese könnte zum Beispiel so aussehen, dass sich jedes Familienmitglied vornimmt, in der nächsten Woche die »fit«-Anteile in seinem Leben zu erhöhen und die »faul«-Anteile zu verringern. Nehmen Sie sich nicht zu viel vor, besser sind regelmäßige kleine Schritte als ein zu großer Schritt, den man dann nicht schafft! Wichtig ist auch, dass jedes Kind im Rahmen von Zielvereinbarungen selbst entscheiden kann, wie groß oder klein die Schritte in Richtung »Gesundheit« sein sollen.

Visualisieren Sie die Ergebnisse

Suchen Sie sich einen Platz in Ihrer Wohnung oder Ihrem Haus, an dem die Ergebnisse und die Zielvereinbarungen mindestens eine Woche (nämlich bis zur nächsten Familienratsitzung) hängen bleiben können und an dem jeder regelmäßig vorbeigeht. Gut eignet sich der Kühlschrank, wenn man ihn als Magnetwand benutzen kann. Wenn Ihr Sprössling oder auch Sie an den Kühlschrank gehen, um sich etwas zum Essen herauszuholen, werden Sie automatisch an die Vereinbarungen, die getroffen wurden, erinnert.

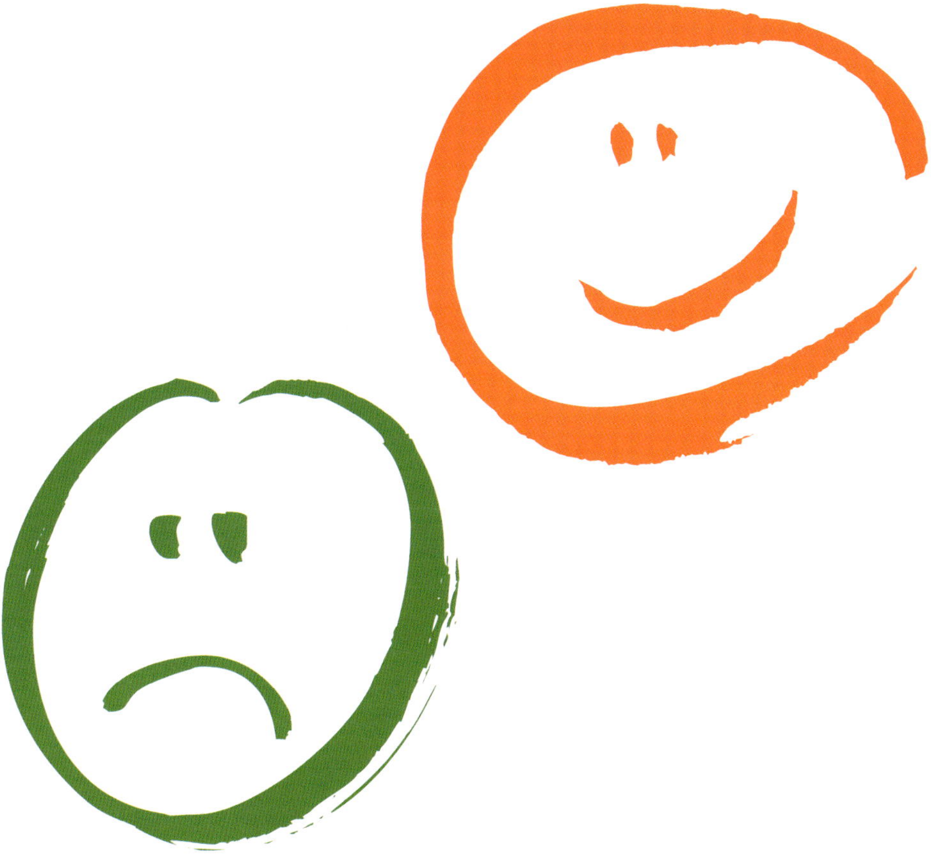

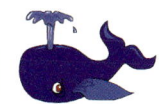

Folgender Übersichtsplan »So esse ich am Tag!« dient ebenso der Visualisierung von Gewohnheiten. Das Ziel sollte sein, von Woche zu Woche die gesunden Anteile zu erhöhen und die ungesunden zu reduzieren.

So esse ich am Tag!

	Anzahl pro Tag	Mo	Di	Mi	Do	Fr	Sa	So	Ergebnis	Ziel
Süßigkeiten	1									7
Butter, Öl,...	2									14
Fleisch	1									2
Wurst	1									4
Fisch	1									1
Milch	1									7
Käse	1									7
Joghurt, Quark	1									7
Obst	2									14
Gemüse	3									14
Brot, Brötchen	3									21
Kartoffeln, Reis	2									14
Getränke	6									42
Mahlzeiten	5									
Aufgabe zum Essen!										
Wie habe ich mich dabei gefühlt?										

Führen Sie ein Belohnungssystem ein!
Bei jeder Familienratsitzung sollten dann die jeweiligen Ergebnisse diskutiert und Punkte (bei Moby Dick sind das die »Moby Dick-Walpunkte«) verteilt werden. Wer die meisten Punkte hat, darf sich zur Belohnung beispielsweise eine gemeinsame (aber realistische) Familienaktivität aussuchen. Je kleiner die Kinder sind, desto wichtiger sind die Belohnungen.

Melden Sie Ihr Kind in einem Sportverein an!
Es gibt Sportarten, die gut und welche, die schlecht für übergewichtige Kinder sind. Es gibt Vereine, in denen mehr oder weniger Bewegung auf der Tagesordnung steht. Vergessen Sie bitte an dieser Stelle alles, was Sie bisher an guten Ratschlägen für Ihr Kind bekommen haben und denken Sie ganz pragmatisch:

- Welcher Verein ist in der Nähe und gut erreichbar?
- Wozu hat mein Kind Lust?
- Was kann ich mir finanziell leisten?
- Welcher Trainer oder Übungsleiter ist in der Lage, mein übergewichtiges Kind liebevoll und erfolgreich in eine bestehende Gruppe zu integrieren?

Meiner Meinung nach kommt es in erster Linie auf die soziale Integration in eine Gruppe und erst in zweiter Linie auf den Kalorienverlust durch Bewegung an. Deshalb steht das Jugend-Rot-Kreuz oder die Jugendfeuerwehr für mich auf derselben Ebene wie Fußball-, Hockey- Judo- oder Reitverein.

Das sollten Sie sich langfristig vornehmen
Bringen Sie Schwung ins Familienleben!
Langweilige Fernsehwochenenden sollte es ab jetzt nicht mehr geben. Eine gemeinsame Familienaktivität gehört zum Wochenende. Welche das sein soll, legt nun der Familienrat fest.

Machen Sie mit Ihrer Familie ein »Brainstorming«. Jedes Familienmitglied bekommt einen Zettel und schreibt 10 Familienaktivitäten auf, die es persönlich gerne ausüben würde. Erklären Sie vorher, dass die beiden Schwerpunkte »Familie« und »aktiv« dabei Berücksichtigung finden müssen. Dennoch darf jeder schreiben, was ihm gefällt. Einer trägt auf einem großen Papier alles, was vorgeschlagen wurde, zusammen. Zum Schluss wird eine »Hitliste« aufgestellt. Wenn der Familie zu wenig Vorschläge einfallen, machen Sie selbst welche. Schreiben Sie sie untereinander. Jeder darf dann 5 Kreuze vergeben.

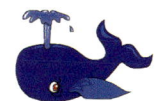

Lucas' Vater hat sich mit seinem Sohn zusammen ein »Männerritual« ausgedacht: Zu Himmelfahrt, dem »Vatertag«, fährt er mit Lucas zum Campen auf einen Campingplatz. Dort werden gemeinsam Zelt und Holzkohlegrill aufgebaut und die Luftmatratzen aufgeblasen. Was gegrillt wird, besorgen sie zusammen, aber Lucas schreibt die Einkaufsliste. »Der versteht mehr davon, seit er bei Moby Dick war«, meint der Vater, es müssen ja nicht immer Würstchen oder Schweinebauch oder Nackenkarbonaden sein.

Der Vorschlag, der die meisten Kreuze bekommt, ist der »Familienaktivitätenhit«. Ähnlich können Sie bei der Planung Ihrer gemeinsamen Urlaubsreise vorgehen. Was wünschen sich die einzelnen Familienmitglieder? Achten Sie darauf, dass es bei der Diskussion nicht nur um die Reiseziele, sondern gerade auch um die Urlaubsinhalte geht.

Lassen Sie auch einmal die letzten Jahre vor Ihrem inneren Auge Revue passieren und unterziehen Sie Ihre vergangenen Urlaubsreisen einer kritischen Betrachtung: War es ein kindgerechter, aktiver Familienurlaub? Ich persönlich halte Camping für Familien mit Kindern für ein absolutes »Muss«. Auf dem Camingplatz finden Kinder im Handumdrehen Freunde. Sie sind den ganzen Tag in Bewegung und an der frischen Luft.

Einkaufen – Ab jetzt anders!

Wann, wo, wie häufig und wie viel Sie einkaufen, müssen Sie selbst entscheiden. Überlassen Sie es aber nicht dem Zufall, sondern planen Sie.

- Erstellen Sie zu Hause eine Einkaufsliste!
  Wer mit einer vorgefertigten Liste zum Einkaufen geht, kann sicher sein, dass er nichts vergisst und hat im Supermarkt ein Gerüst, an das er sich halten kann. Er braucht seinen Einkaufswagen also nicht mit »Spontankäufen« zu füllen. Lebensmittel, zu denen man spontan greift, sind häufig gerade solche, die eigentlich nicht benötigt werden, die aber so verlockend im Regal oder an der Kasse drapiert worden sind, dass man einfach zugreifen muss. Manchmal kauft man dann auch gerade das, was gestern während des Spielfilms in der Werbepause gezeigt worden ist.

- Gehen Sie nie mit leerem Magen einkaufen!
  Wer das tut, riskiert, dass nicht nur mehr, sondern viel mehr Ungesundes, vor allem Süßigkeiten und Snacks im Einkaufskorb landen. Und was einmal gekauft ist, wird dann auch gegessen.

- Schauen Sie auf die Packungen!
  Wie heißt das Produkt, das Sie kaufen wollen? Wie viel wiegt es? Wie ist es zusammengesetzt? Welche Nährwertangaben verrät die Packungsaufschrift? Sind Zutaten enthalten, die ein Familienmitglied nicht verträgt?
  Bringen Sie auch Ihrem Kind bei, Packungen kritisch zu betrachten, denn so sammelt es Erfahrungen.

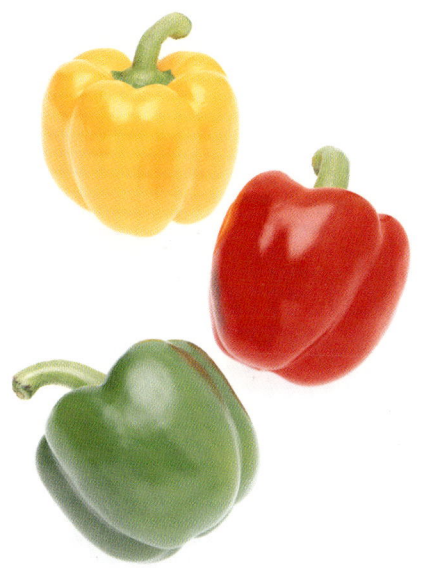

- Kaufen Sie regionale Produkte!
  Es gibt viele Argumente dafür:
    - Einheimisches Obst und Gemüse kommt saisonal und reif auf den Tisch.
    - Die Kinder lernen, dass es einen Bezug gibt zwischen dem, was sie essen, und der Jahreszeit.
    - Durch weite, unnütze Transporte von Lebensmitteln wird viel Energie verschwendet.
    - Sie stärken die Bauern in Ihrer Region.

Stefanie und Lucas

Was wird sich konkret in den Familien von Stefanie und Lucas verändern?

Stefanie
Stefanies Mutter machte folgende Pläne:
Das ändert sich ab morgen:
- Es wird eine halbe Stunde früher aufgestanden, um gemeinsam zu frühstücken.
- Mittags steht als Vorspeise ein Rohkostteller auf dem Tisch, an dem der größte Hunger gestillt werden kann, bis das Essen aufgetragen wird.
- Wenn der kleine Bruder seinen Mittagsschlaf hält, beginnt Stefanies »Kuschelstunde«; Mutter und Tochter machen es sich dann im Wohnzimmer gemütlich.
- Erst danach werden die Schularbeiten gemacht und das Geschirr gespült.
- Es werden Bücher mit Gute-Nacht-Geschichten besorgt.
- Es gibt feste Zu-Bett-geh-Zeiten für beide Kinder.

Das ändert sich ab nächster Woche:
- Stefanies Mutter benutzt morgens das Rad, um mit den Kindern gemeinsam zur Schule und zum Kindergarten zu fahren. Steffi hat ihr eigenes Rad, ihr Bruder kommt in den Kindersitz.
- Donnerstag wird gemeinsam mit der Familie (einschließlich dem Vater) Abendbrot gegessen. Danach bringt der Vater erst den kleinen Bruder, dann Steffi ins Bett.
- Jeden Abend wird eine »Gute-Nacht-Geschichte« vorgelesen.
- Am Wochenende holt Papa mit den Kindern die Brötchen.
- Alle frühstücken zusammen.
- Es wird ein gemeinsamer Ausflug mit Bewegung (Radtour, Schwimmbad etc.) durchgeführt.

Das ändert sich langfristig:
- Verein für Steffi
- Hobby für meinen freien Donnerstag
- »Aktivurlaub« planen, z.B. Wanderurlaub in den Bergen, Fahrradtour von Jugendherberge zu Jugendherberge, Campingurlaub an der See
- Feste Essenszeiten
- Es wird auf Tischsitten geachtet.

Lucas

Lucas' Mutter kauft jetzt anders ein. Sie hat wenig Zeit, deshalb muss sie genau planen.

Freitag nach der Schule fährt sie mit Lucas in den Supermarkt. Dort erledigen sie ihren »Großeinkauf«. Alles, was sich lange hält, wird dort besorgt: Mehl, Zucker, Nudeln, Reis ... Außerdem kauft sie, was für das Wochenende benötigt wird: Brot, Käse, Gemüse, Obst, Salat ...

Früher hat sie den Wochenendeinkauf gehasst. Ihr graute vor der Schlepperei. Dann musste sie ihren Sohn mitschleppen. Lucas hat nur gequengelt: »Kauf mir dies, kauf mir das«. An keinem Regal mit Süßigkeiten konnten sie vorbeigehen, ohne dass es einen Aufstand gegeben hat. Am schlimmsten war die Warteschlange vor den Kassen, rechts und links standen die Leckereien und Lucas griff in alle Auslagen.

Das ist jetzt anders. Sie macht vorher mit Lucas eine Einkaufsliste. Sie schauen gemeinsam die Vorräte durch, überlegen, was am Wochenende auf dem Speiseplan stehen soll und schreiben es dann auf die Liste. Auch Süßigkeiten stehen auf der Liste – aber in Maßen. Im Supermarkt bekommt Lucas den Zettel und hackt mit einem Stift ab, was in den Einkaufswagen gelegt wird. Das ist jetzt richtig entspannt, finden Lucas und seine Mutter. Er hilft dann auch gerne beim Tragen und Packen. Frisches Obst, Gemüse, Fleisch, Fisch, kauft Lucas' Mutter auf dem Weg von der Arbeit nach Hause. Dann nutzt sie auch die aktuellen Sonderangebote in den Geschäften.

Schlusswort

Moby Dick ist jetzt 10 Jahre alt. Das Gesundheitsprogramm für übergewichtige Kinder hat in dieser Zeit vielen Kindern helfen können. 70% der Teilnehmer, die ein Jahr lang mitgemacht haben, sind hinterher schlanker. 60% können ihren Erfolg auch langfristig halten. Anders herum sind wir natürlich traurig darüber, dass es trotz aller Mühe, die wir uns geben, immer noch so viele Kinder gibt, denen wir nicht helfen können. Natürlich werden wir oft gefragt, woran es liegt, dass die einen erfolgreich sind und die anderen nicht. Wenn ich darüber nachdenke, was aus der Erfahrung der letzten 10 Jahre heraus dafür verantwortlich ist, dass die Anstrengungen unserer Mitarbeiter bei den Moby Dick-Kindern Früchte tragen, dann ist die Antwort:

Es gibt viele Gründe für den Erfolg, der bedeutendste aber ist: die Unterstützung der Eltern!

Lassen Sie es mich am Werdegang von Stefanie und Lucas beispielhaft veranschaulichen:

Das hat sich in Stefanies Leben geändert
3 Jahre später
Stefanie war ein Jahr lang bei Moby Dick. Bei dem Abschlussgespräch wird festgestellt: Sie hat ihr Gewicht gehalten und ist in dem Jahr 5 Zentimeter gewachsen. Jetzt sieht sie viel schlanker aus als vorher. Sie ist in die Länge, nicht in die Breite gewachsen.

Ein Jahr und zwei Jahre nach Ende des Moby Dick-Therapieprogramms wird Stefanie mit ihrer Familie wieder zu Moby Dick eingeladen. Es hat sich viel geändert. Steffi ist weiter gewachsen, hat auch etwas zugenommen. Schlank ist sie weiterhin, auch der Blutdruck ist normal. Sie ist aktive Reiterin und hat ein Pflegepferd, das sie regelmäßig betreut. Ihre Nachmittage verbringt sie nach den Schularbeiten mit anderen Mädchen und den Pferden im Stall. Sie ist seit der 5. Klasse in einer neuen Schule, und dort in der Cheerleader-AG. Der Donnerstag ist »Papatag«. Sie genießt es, dass Papa jetzt Zeit für sie hat. Und dass es regelmäßig ist. Man kann sich darauf verlassen. Mutti ist jetzt viel ausgeglichener. Sie geht donnerstags zum Frauentreff. Das ist ihr Tag. Am Wochenende gibt es einen Familienausflug. Meistens fahren sie gemeinsam mit dem Rad zum Schwimmbad. Manchmal leihen sie sich ein Paddel- oder Tretboot und »stechen damit in See.« Der kleine Bruder ist mitt-

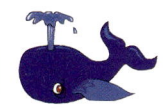

lerweile in der Schule und geht zu den Pfadfindern. Stefanies Mutter hat sich in der neuen Schule ihrer Tochter engagiert. Erst hat sie sich als Klassenelternvertreterin aufstellen lassen, jetzt ist sie sogar in den Elternrat der Schule gewählt worden.

In der Grundschule ihres Sohnes arbeitet sie ehrenamtlich als eine der Pausenmütter mit, schnippelt frisches Obst und Gemüse und freut sich darüber, dass die Kinder in der Pause bei den gesunden Obstspießen zulangen und die Schokoladenriegel verschmähen.

3 Jahre *Das hat sich in Lucas' Leben geändert*
später Lucas hat auch ein Jahr an der Moby Dick-Therapie teilgenommen. Bei dem Abschlussgespräch stellt sich heraus: Er hat abgenommen, ist nicht mehr adipös, aber noch übergewichtig. Er wird weiterhin am Moby Dick-Sport im Sportverein teilnehmen, hat aber auch schon mal mit anderen aus seiner Moby Dick-Gruppe beim Judo-Training »geschnuppert«. Das hat ihm gefallen. Er hat zum Geburtstag einen Judoanzug bekommen und wird jetzt zusätzlich zweimal in der Woche in der neuen Abteilung des Sportvereins trainieren. Montag und Dienstag kommt jetzt seine Oma. Sie hat schon das Essen gekocht, wenn er von der Schule kommt. Er genießt, dass sie da ist, bis seine Mutter von der Arbeit zu Hause ist. Dann trinken Sie gemeinsam Tee und machen es sich gemütlich.

Lucas' Vater trifft sich jetzt jeden Mittwochnachmittag mit ihm. Sie gehen zum Essen in ein Restaurant. Danach machen sie eine Radtour oder walken durch den Wald. Der Vater hat sich vorgenommen, gemeinsam mit Lucas abzunehmen.

Donnerstag und Freitag geht Lucas zum Essen in seine Schule. Am Donnerstag besucht er danach eine Schul-AG. Freitags kommt seine Mutter früher von der Arbeit. Am Freitagnachmittag fahren sie beide zusammen einkaufen. Genießen kann er jetzt auch die Wochenenden: Am Wochenende kochen sie beide oft mit einer Nachbarin, die die Mutter bei einem Volkshochschulkurs kennengelernt hat. Auch sie wohnt allein mit ihrem Kind Anna. Anna ist so alt wie Lucas. Sie findet, dass Lucas ein »witziger Typ« ist und so tolle dunkle Locken hat. Anna ist richtig klasse.

> Lucas' Freundin Anna: »Mit Lucas ist es echt cool. Er ist nicht so ein Spinner wie die anderen Jungs aus meiner Klasse. Sein Übergewicht stört mich nicht. Ich finde es gut, wie er das jetzt in den Griff kriegt. Er ist eine Kämpfernatur. Das finde ich stark. Außerdem ist er echt süß mit seinen dunklen Locken und seinen braunen Augen.«

Lucas hat es geschafft, Stefanie hat es geschafft. Beide sind schlanker geworden. Lucas ist immer noch übergewichtig, aber nicht mehr adipös. Beide fühlen sich jetzt wesentlich wohler in ihrer Haut und haben ihr Selbstbewusstsein ganz erheblich steigern können. Stefanies Blutdruckwerte haben sich normalisiert und Lucas Herz droht nicht mehr zu zerspringen, wenn er die Treppe hinaufgeht. Sie haben Freunde, sind in festen Sport- und Freizeitgruppen integriert und schon lange keine Außenseiter mehr. Wem sie das zu verdanken haben? Ihren Müttern natürlich, die sich als professionelle Gesundheitsmanagerinnen erwiesen haben; ihren Vätern, die die Veränderungen aktiv mittragen und die neue aktive und verantwortungsbewusste Lebensweise unterstützen; den Omas, Tanten, Nachbarn, Freunden, die dankbar die ausgestreckte Hand ergriffen haben.

Bei der Nachuntersuchung zwei Jahre nach Beendigung der Moby Dick-Therapie schreiben Lucas und Stefanie Listen, in denen sie die wichtigsten Veränderungen in ihrem Leben gegenüberstellen:

Früher	Heute
Dick	Schlanker
Einsam	Freunde
Passiv	Aktiv
Unglücklich	Glücklich
Langweilig	Beliebt
Hässlich	Schöner
Kein Sport	Sportlich
Unzufrieden	Zufrieden
Langweilig	Abwechslungsreich
Eltern:	*Eltern:*
Keine Zeit	Nehmen sich Zeit
Keine Verwandtschaft	Besuch von Verwandten
Keine Freunde	Feiern mit Freunden
Meckern viel	Meistens gut gelaunt

Beide schreiben, als sie gefragt werden, was ihnen bei der Veränderung in ihrem Leben am meisten geholfen hat:

Meine Familie hat mich unterstützt!

Ich hoffe, mit diesem Buch haben Sie viele Anregungen erhalten, die Ihnen dabei helfen, Gesundheitsmanager Ihrer Familie zu werden. Helfen Sie Ihren Lieben dabei, den Weg in eine aktive, gesunde und glückliche Zukunft zu finden. Sie sind dabei gleichermaßen Vorbild und Motor.

Lieben Sie Ihr Kind! Zeigen Sie ihm jeden Tag, dass Sie es lieben! Schenken Sie ihm Zeit, Geduld und Zuwendung! Sie sind sein Vorbild! Glückliche Kinder brauchen glückliche Eltern. Fangen Sie bei sich an! Das ist die beste Gesundheitsförderung.

Lassen Sie sich dabei von Rückschlägen nicht entmutigen. Nach dem Motto »Niederlagen in Siege verwandeln!« sollten Sie jeden Rückschritt auf Ihrem gemeinsamen Weg nutzen, um sich und Ihrer Familie zu beweisen:

Man kann alles, wenn man nur will. Wollen Sie! Es lohnt sich.

Anhang

Bewegungsspiele

Psychomotorikübungen für Kleinkinder und Kindergartenkinder

 Himpelchen und Pimpelchen

Himpelchen und Pimpelchen, die kletterten auf einen Berg.
Himpelchen war ein Heinzelmännchen und Pimpelchen ein Zwerg.
Sie blieben lange dort oben sitzen, und wackelten mit ihren Zipfelmützen.
Und nach 99 Wochen sind sie in den Berg gekrochen.
Da schlafen sie nun in guter Ruh.
Nun seid fein still und hört gut zu.
Rrrrr (Schnarchgeräusche)
»Aufstehen Himpelchen und Pimpelchen!«
Da sind sie wieder da.

Zum Text folgende Bewegungen machen, das Kind ahmt sie nach:
- *zwei Daumen steigen in die Höhe*
- *linker Daumen wackelt*
- *rechter Daumen wackelt*
- *eine Zipfelmütze auf dem Kopf andeuten und hin und her wackeln*
- *die Daumen in den Händen verschwinden lassen*
- *den Kopf in die Hände zum Schlafen legen und schnarchen*
- *dann die Daumen wieder erscheinen lassen.*

 Das ist der Daumen,

der schüttelt die Pflaumen,
der hebt sie auf,
der trägt sie nach Haus,
und der Kleine, der isst sie alle auf.

Daumen, Zeigefinger, Mittelfinger, Ringfinger, kleiner Finger nacheinander vorzeigen, das Kind ahmt die Bewegungen nach.

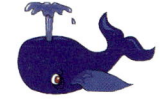

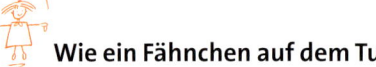 **Wie ein Fähnchen auf dem Turme,**
das sich dreht bei Wind und Sturme,
so soll`n sich meine Händchen drehen.
Oh wie schön ist`s anzusehen.

Beide Hände im Handgelenk (als Fähnchen) drehen, das Kind ahmt den Bewe-
gungsablauf nach.

 Zappelmänner
10 kleine Zappelmänner zappeln hin und her,
10 kleinen Zappelmännern fällt das gar nicht schwer.
10 kleine Zappelmänner zappeln auf und nieder,
10 kleine Zappelmänner tun das immer wieder.
10 kleine Zappelmänner zappeln rund herum,
10 kleine Zappelmänner finden das nicht dumm.
10 kleine Zappelmänner spielen mal Versteck,
10 kleine Zappelmänner sind auf einmal weg.
10 kleine Zappelmänner rufen laut »Hurra«,
10 kleine Zappelmänner sind nun wieder da.

Die 10 Zappelmänner werden durch die 10 Finger dargestellt, die Bewegungen
richten sich jeweils nach dem Text.

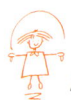 **Alle Vögel fliegen hoch**
Amsel
Drossel
Meisen
Enten
Fische Haha ...

Bei »alle Vögel ...« mit den Zeigefingern auf die Tischplatte klopfen. Dann einen
Vogel nach dem anderen aufzählen; bei jedem Vogel, der genannt wird (und der
auch wirklich fliegen kann), strecken alle Beteiligten die Hände in die Luft. Ab
und an sollte ein Tier genannt werden, das nicht fliegt. Dann sollten die Hände
unten bleiben. Wer sie dennoch hochstreckt, wird freundlich ausgelacht.

Ein Schneider fing 'ne Maus

Ein Schneider fing 'ne Maus, ein Schneider fing 'ne Maus, ein Schneider fing 'ne Mi Ma Mause Maus ...

2. Was will er mit der Maus ...
3. Er zieht ihr ab das Fell ...
4. Was will er mit dem Fell ...
5. Er näht sich einen Sack ...
6. Was will er mit dem Sack ...
7. Er zählt hinein sein Geld ...
8. Was will er mit dem Geld ...
9. Er kauft sich einen Bock ...
10. Was will er mit dem Bock ...
11. Er reitet im Galopp ...

Dieses Lied kann man mit einem Kind auf dem Schoß singen, Bewegungen dazu vormachen und vom Kind nachmachen lassen. Bei der letzten Strophe lässt man das Kind auf seinen Knien reiten.

Brüderchen, komm tanz mit mir

Brüderchen, komm tanz mit mir, beide Hände reich ich dir,
einmal hin, einmal her, ringsherum das ist nicht schwer.
Mit den Füßchen trapp, trapp, trapp,
mit den Händchen klapp, klapp, klapp.
Einmal hin, einmal her, rings herum das ist nicht schwer.

Brüderchen, komm tanz mit mir ...
2. Mit dem Köpfchen nick, nick, nick,
    mit den Fingerchen tick, tick, tick ...
3. Ei, das hast du fein gemacht, ei, das hätt ich mir gedacht ...
4. Noch einmal das schöne Spiel, weil es mir so gut gefiel ...

Tanzspiel: Junge und Mädchen stehen sich gegenüber. Das Mädchen beginnt: »Brüderchen, komm ...« und streckt dabei die Arme aus. Bei »beide Hände reich ich dir« fassen sich die Kinder an. Was im Lied gesungen wird, setzen die Kinder dann in Bewegung um. Bei »hin und her« geht es im Seitgalopp oder spielerisch nach rechts und links, dabei sehen sie sich weiter an.

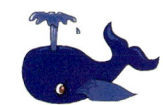

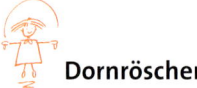 **Dornröschen**

Dornröschen war ein schönes Kind, schönes Kind, schönes Kind,
Dornröschen war ein schönes Kind, schönes Kind ...
2. Dornröschen nimm dich ja in acht ...
3. Da kam die böse Fee herein ...
4. Dornröschen, du musst sterben ...
5. Da kam die gute Fee herein ...
6. Dornröschen, schlafe hundert Jahr ...
7. Da wuchs die Hecke riesengroß ...
8. Da kam der stolze Königssohn ...
9. Dornröschen, wache wieder auf ...
10. Da feierten sie ein Hochzeitsfest ...

Zügig und ohne lange zu diskutieren wird festgelegt, wer Dornröschen, die beiden Feen und wer den Königssohn spielt. Dabei kommt es nicht auf das Geschlecht der Kinder an. Alle übrigen Kinder bilden einen Kreis um das Dornröschen, das in der Mitte hockt und die Hände vor das Gesicht hält. Bei »nimm dich ja in acht«, erheben alle warnend den Zeigefinger. Dann treten die verschiedenen Personen in den Kreis, laufen um Dornröschen herum und singen ihren jeweiligen Text, wobei sie beschwörend die Hände über das hockende Dornröschen bewegen. Die Kinder im Kreis bleiben stehen. Das Wachsen der Hecke zeigen die Kinder durch das Emporstrecken der Arme. Wenn der stolze Königssohn in den Kreis tritt und singt »wache wieder auf«, räkelt sich Dornröschen, reibt sich die Augen, steht auf, fasst ihn an und geht mit ihm im Kreis herum. Am Ende beginnen alle einen fröhlichen Hochzeitstanz.

 Oh, du mein Hansemann

1. Jetzt steigt Hansemann, jetzt steigt Hansemann, jetzt steigt Hansemann aus seinem Bett heraus.
   Oh du mein Hansemann, mein Hansemann bist du.
2.–5. Jetzt zieht Hansemann ...
   sich seine Strümpfe, Hose, Jacke, Schuhe ... an.
6. Jetzt zieht Hansemann ...
   sich seine Mütze auf.
7. Jetzt tanzt Hansemann ...
   mit seiner lieben Frau.

Kreisspiel: Die Kinder stehen im Kreis, singen den Text und machen die entsprechenden Bewegungen. Während des Refrains fassen sich die Kinder an und gehen im Kreis herum. Bei der letzten Strophe fassen sie sich zu zweit oder zu dritt an und tanzen zusammen.

Es geht eine Zipfelmütz

Es geht eine Zipfelmütz in unserem Kreis herum.
Dreimal drei ist neune, du weißt ja, wie ich`s meine,
dreimal drei und eins ist zehn, Zipfelmütz bleib stehn, bleib stehn!
Er rüttelt sich, er schüttelt sich, er wirft die Beine hinter sich,
er reicht ihr seine Hand. Wir beide sind verwandt.

Alle Kinder fassen sich an und gehen im Kreis herum. Nur ein Kind steht im Kreis und geht, wenn die Kinder anfangen zu singen, in die andere Richtung. Mit beiden Händen deutet es über dem Kopf eine Zipfelmütze an. Beim letzten »bleibt stehn« stoppt das Kind vor einem anderen ab, stützt die Hände auf die Hüften und läuft auf der Stelle, wobei es »die Beine hinter sich wirft«. Bei »reicht ihr seine Hand« fassen sich die Kinder an und tanzen im Kreis herum. Das Spiel wiederholt sich mit der »neuen« Zipfelmütz.

Häschen in der Grube

Häschen in der Grube saß und schlief, saß und schlief,
armes Häschen bist du krank, dass du nicht mehr hüpfen kannst?
Häschen hüpf, Häschen hüpf, such dir, wen du willst!

Kreisspiel: Mehrere Kinder gehen Hände haltend im Kreis. Ein Kind wird als Häschen ausgewählt. Es hockt in der Mitte des Kreises und tut als ob es schläft, indem es die Hände vors Gesicht hält. Bei den Worten »Häschen hüpf« hüpft das Häschen zu einem Kind aus dem Kreis, das danach das Häschen spielt.

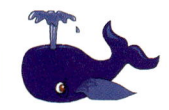

Psychomotorikübungen auf dem Spielplatz oder dem Pausenhof

Und hier einige Anregungen für Kinder im Kindergarten- und Grundschulalter:

 Auf einem Gummi-Gummiberg

Auf einem Gummi Gummiberg,
da saß ein Gummi Gummizwerg,
und dieser Gummi Gummizwerg,
der aß nur Gummi Gummibrot,
und dann war er gummi gummitot.

Für das Gummi-Twist-Spiel braucht man ein 3–5 m langes Gummiband, dessen Enden zusammengeknotet werden. Zwei Kinder, die sich mit gegrätschten Beinen gegenüberstellen, spannen sich das Band um die Fußgelenke. Ein drittes Kind springt mit beiden Beinen in die Mitte zwischen die Bänder oder auf sie. Es muss so hüpfen, dass jeweils ein Band oder beide Bänder zwischen seinen Beinen sind. Nach einem Fehler springt ein anderes Kind weiter.

 Der Kaiser von Rom

Der Kaiser von Rom,
Napoleon sein Sohn,
er war noch zu klein,
um Kaiser zu sein.
Rück ein bisschen weiter,
auf der Himmelsleiter und bleib stehn.

Dieses Lied wird gesungen, während zwei Kinder gemeinsam ein Seil schwingen. Ein drittes Kind hüpft hinein und springt, ohne das Seil zu berühren. Bei »rück ein bisschen weiter« hüpft es nach vorn und macht Platz für ein weiteres Kind. Wie viele Kinder nachrücken können, hängt von der Länge des Seiles ab. Beim letzten »und bleib stehn«, bleiben alle hüpfenden Kinder gleichzeitig stehn und haben das Seil zwischen beiden Füßen.

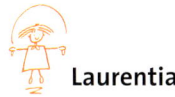

Laurentia

Laurentia, liebe Laurentia mein,
wann werden wir wieder zusammen sein?
Am Sonntag (Montag, Dienstag ...)
Ach, wenn doch bloß wieder Sonntag (Montag, Dienstag ...) wär,
und ich bei meiner Laurentia wär, Laurentia wär.

Die Kinder bilden einen Kreis und reichen sich die Hände. Wenn der Name Laurentia oder der eines Wochentages fällt, machen die Kinder einen Schritt nach rechts und gehen dann in die Hocke. Man kann Zusatzübungen einbauen: Nach der Hocke erfolgt ein Sprung, man kann auf der Stelle hüpfen etc. Auch das Tempo kann man beschleunigen – man muss nur schneller singen.

Geburtstagsspiele

Einige Spiele können die Kinder natürlich auch einfach so ohne einen Geburtsagsanlass spielen. Sie machen immer Spaß und sind eine bessere Beschäftigung als auf dem Sofa zu essen!

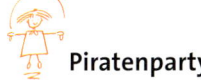

Piratenparty
Schiffer, Schiffer, wie tief ist das Wasser ?
Ein Kind steht als Kapitän auf einer Seite, die anderen Kinder auf der anderen Seite. Die Kinder rufen: »Schiffer, wie tief ist das Wasser?« Der Schiffer denkt sich eine Meterzahl aus und ruft sie den Kindern zu. Die Kinder fragen: »Wie kommen wir ans andere Ufer?« Nun muss sich der Schiffer geeignete Fortbewegungsarten überlegen und ansagen: z.B. »auf einem Bein hüpfend«, oder »als Schlange auf dem Boden kriechend«. Zurückgelegt wird die Entfernung in Schritten, Sprüngen usw., die der Kapitän als Meterzahl vorgegeben hat. Der Schiffer unternimmt auch Anstrengungen, neue Matrosen zu bekommen, indem er versucht, beim Überqueren die Kinder zu fangen. Gefangen werden können die Kinder nur, solange sie sich vorwärtsbewegen. So werden es immer mehr Matrosen, bis kein anderer mehr übrig ist.

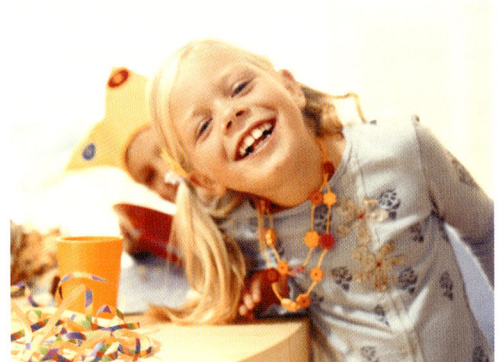

Geburtstage kann man auch mit wenig Süßigkeiten feiern und dennoch Spaß haben.

Tauziehen

Eine Übung, die einmal olympisch war. Eine Beschreibung ist nicht nötig. Bitte nehmen Sie ein reißfestes Tau.

Über die Planke gehen

Dafür benötigt man ein stabiles Brett, das auf eine feste Unterlage in ca. 10–30 cm Höhe gebracht wird und zwei Kissen. Zwei Piraten treten auf dem Brett gegeneinander an und versuchen, sich mit einem Kissen gegenseitig herunter zu schlagen. Wer einen Fuß vom Brett nehmen muss, hat verloren. – Achten Sie darauf, dass sich an den Kissen keine Reißverschlüsse befinden, an denen man sich verletzen kann.

Schatzgräber

In einem großen Haufen Sand werden kleine Ziersteine gemischt. Sehr gut geeignet sind kleine künstliche Edelsteine aus Kunststoff oder Glas oder goldener Deko-Kies. Alternativ kann man auch runde kleine Kiesel mit Zahlen beschriften. Jedes Kind versucht, möglichst viele der Schätze auszugraben und zu finden. Bei den beschrifteten Kieseln werden am Schluss die Punkte zusammengezählt.

Stopptanz

Zu einer flotten Musik tanzen die Kinder – jeder wie er will. Wenn die Musik stoppt, müssen alle auf einmal bewegungslos stehen bleiben oder sich in die Hocke setzen oder auf den Boden werfen. Wer sich noch bewegt, scheidet aus. Um Streit zu vermeiden, ist ein Schiedsrichter nötig.

Pinguine auf der Eisscholle

Jeweils zwei Kinder stellen sich auf eine auseinandergefaltete Zeitung und tanzen zur Musik. Sie sind die Pinguine, die auf ihrer Eisscholle im Meer treiben. Leider kommen die Schollen in wärmere Gewässer und beginnen zu schmelzen. Deshalb wird hin und wieder die Musik abgestellt und die Zeitungen einmal in der Mitte gefaltet. Die Pinguine haben nun weniger Platz auf ihrer Scholle, müssen aber weitertanzen.

Kinder, die neben die Zeitung treten, plumpsen ins Meer und sind ausgeschieden.

Die Schollen schmelzen weiter und weiter (immer wird Musik kurz abgeschaltet und die Zeitungen gefaltet). Gewinner ist das Pinguinpaar, das es am längsten auf seiner Eisscholle ausgehalten hat, ohne ins Meer zu plumpsen.

Die Reise nach Jerusalem

Für dieses Spiel braucht man einen Stuhl weniger als Kinder mitspielen. Die Stühle werden in zwei Reihen mit den Lehnen aneinander aufgestellt. Die Kinder laufen, solange die Musik spielt, um die Stühle herum. Wenn die Musik abbricht, muss jedes Kind versuchen, sich auf einen Stuhl zu setzen. Das Kind, das übrig bleibt, scheidet aus. Danach wird ein Stuhl weggenommen und die Musik geht weiter. Dies wird so lange wiederholt, bis zum Schluss ein Sieger feststeht.

Topfschlagen

Hier geht es darum, mit verbundenen Augen einen umgedrehten Topf zu finden. Hierzu bekommt ein Kind einen Kochlöffel in die Hand, mit dem es auf den Topf schlagen soll, den es aber erst einmal mithilfe des Kochlöffels finden muss. Wenn der Kochtopf entdeckt ist, schlägt das Kind mit dem Kochlöffel dreimal kräftig darauf. Man kann unter dem Topf einen Preis verstecken, den das Kind nach erfolgreicher Suche bekommt. Um die Suche zu erleichtern, können die anderen Kinder durch Zurufe wie »heiß – warm – kalt – sehr kalt – sehr heiß – du gefrierst gleich – du verbrennst dir die Finger« usw. helfen.

Anmerkung: Dieses beliebte Spiel eignet sich nur begrenzt, denn es bewegt sich nur ein Kind und alle anderen schauen zu. Nehmen Sie als Preis keine Süßigkeiten!

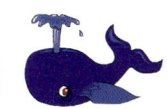

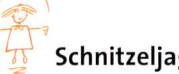

Schnitzeljagd

Die Mitspieler werden in zwei gleich große Gruppen aufgeteilt, bei jeder Gruppe sollte ein Erwachsener dabei sein. Die eine Gruppe sind die Schnitzel. Die andere Gruppe sind die Jäger. Die Schnitzel haben eine Besprechungszeit von 10 Minuten zur Verfügung, in der sie beschließen, wer wohin läuft. Weitere 20 Minuten verbleiben zur Flucht. Danach nehmen die Jäger die Verfolgung auf, d.h. 30 Minuten nach Spielbeginn. Die Jäger haben die Aufgabe, die Schnitzel zu finden. Von den Schnitzeln sind deutlich erkennbare Pfeile an jeder Kreuzung oder in Abständen von etwa 100 Metern zu platzieren. Irrwege sind durch ein großes Kreuz mitten auf der Fährte zu beenden. Der Irrwegleger sollte wieder auf die Hauptroute zurückgehen.

Nach spätestens 90 Minuten sollten die Schnitzel an gut sichtbarer Stelle drei Kreuze platziert haben, das ist das Zeichen dafür, dass nun im näheren Umkreis gesucht werden muss. Die Schnitzel müssen sich dann innerhalb eines Umkreises von 100 m Verstecke suchen und dort auf die Jäger warten. Wer von den Schnitzeln nicht innerhalb von 120 Minuten nach dem Start gefunden wurde, gilt als Gewinner. Die Schnitzeljagd endet in jedem Fall nach 120 Minuten. Durch dieses Spiel wird der Teamgeist der Kinder gefördert.

Bitte beachten Sie, dass sich die klassische Schnitzeljagd nicht so gut für kleinere Kinder eignet. Für Kinder unter 10 Jahren wäre eine Variante der Schnitzeljagd als Schatzsuche angebracht: Ein Erwachsener legt die Fährte zu einem versteckten Schatz. Statt Pfeilen als Wegmarkierung können Zettel mit einer Wegbeschreibung oder mit Aufgaben verwendet werden.

Dosenwerfen

Eine Pyramide aus leeren Blechdosen bauen (6 Dosen) und als Wurfmaterial z. B Flummi-oder Tennisbälle verwenden.

Ballonweitwurf

Für den Ballonweitwurf braucht man eine Startlinie und mehrere Luftballons. Die Luftballons können, damit sie leichter geworfen werden, zum Teil mit Wasser gefüllt werden. Um die Wurfweiten zu markieren, kann man kleine runde Steine verwenden, die man vorher mit den Namen der Mitspieler beschriftet hat.

Hindernislauf

Der Weg, den die Kinder laufen sollen, wird mit Flaschen verstellt. Nachdem sich die Hindernisläufer die Aufstellung angesehen haben, werden die Augen der Teilnehmer verbunden. Nun versuchen die Teilnehmer, die aufgestellten Flaschen bis zum Ziel zu überschreiten, ohne welche umzuwerfen.

Als besonderen Gag kann man nach einiger Zeit die Flaschen heimlich wegnehmen. Jetzt stolzieren die Teilnehmer zum Spaß der Zuschauer wie ein Storch über Flaschen, die gar nicht mehr dastehen.

Tore schießen

Das geht auch ohne regelgerechtes Tor. Schulranzen, ein Haufen aus Jacken und Anoraks können das Tor genauso gut bilden und die Kinder können ein Elfmeterschießen veranstalten.

Den Ball (Luftballon) in der Luft halten

Der Ball (Luftballon) wird mit dem Kopf, den Knien, dem Fuß usw. immer wieder in die Luft befördert. Wer es am längsten schafft, bevor der Ball (Luftballon) wieder den Boden berührt, hat gewonnen. Mit einem Luftballon wird das Spiel langsamer und eignet sich auch für kleinere Kinder.

Einhornlauf

Mit Creme wird ein Wattebällchen als »Horn« auf die Stirn eines jeden Kindes geklebt. Beim Wettlauf bzw. Staffellauf hat gewonnen, wer zuerst am Ziel ist und sein Horn nicht verloren hat.

Affenärgern

Mehrere Kinder bilden einen Kreis und spielen sich den Ball gegenseitig zu. Ein Kind in der Mitte muss versuchen, den Ball wegzufangen. Wenn das gelingt, muss das Kind, das als Letztes den Ball geworfen oder geschossen hatte, in die Mitte.

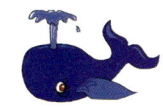

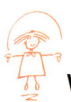 **Wer fängt die Hühner und Kater fang die Maus**

Es werden mehrere Luftballons an eine Schnur oder ein Band gebunden. Die Bandenden stecken sich die Spieler hinten in die Hose, sie sind die Hühner. Ein Kind spielt den Fuchs, der die Hühner fangen muss. Dazu muss es versuchen, die angebundenen Luftballons zu zertreten. Hat ein Spieler keine Luftballons mehr, wird er auch zum Fuchs. Das Spiel ist zu Ende, wenn der letzte Luftballon zertreten ist.

Findet das Spiel im Sommer und im Freien statt, kann man als Variante die Luftballons mit Wasser füllen.

Ähnlich geht das Spiel: »Kater fang die Maus«: Alle Kinder befestigen sich ein Seil bzw. ein Band hinten an die Hose und wählen einen Kater aus. Der Kater muss den anderen Kindern (den Mäusen) das Band bzw. Seil von der Hose abreißen, indem er mit seinem Fuß darauf tritt. Die Kinder, denen das Seil bzw. Band abgerissen wurde, verwandeln sich in einen Kater und versuchen, die übrigen Mäuse zu fangen.

 Ballonhüpfen

Das ist Wetthüpfen mit einem Luftballon zwischen den Knien. Wer den Ball verliert, fängt nochmals am Startpunkt an.

 Prinzessinnen-Tanzspiel

Zu klassischer Musik tanzen die Kinder ihren eigenen Hoftanz. Wenn die Musik stoppt, müssen alle auf einmal bewegungslos stehenbleiben. Wer sich noch bewegt, scheidet aus. Besonders schön ist das Spiel, wenn bunte Stofftücher zum Tanzen mitbenutzt werden.

 Ritter-Lanzenstechen

Um das Herz einer Prinzessin zu erobern, muss sich ein Ritter im Wettkampf beweisen:

Die Kinder nehmen sich Huckepack. Der untere spielt das Pferd, der oben ist der Ritter. Der Ritter bekommt einen Stock (Lanze) in die Hand. Nun müssen die Kinder eine bestimmte Strecke Huckepack laufen und dann einen oben (z.B. am Ast) hängenden Luftballon mit dem Stock wegstoßen. Das schnellste Paar hat gewonnen. Ein ideales Spiel für eine Ritterparty.

Der Spinnenlauf

Es werden ein Holzbalken und mehrere Flaschen im Slalom aufgebaut. Nun muss das Kind mit einer Gummispinne auf dem Kopf über den Parcours und über die Flaschen laufen, ohne dass dabei die Spinne zu Boden fällt. Statt der Spinne kann auch ein Kuscheltier (besonders bei kleineren Kindern) genommen werden.

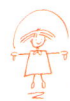

Autorennen

Man braucht für jedes Kind einen Pappkarton und Fingerfarben.

Der Karton wird vom Kind mit Fingerfarben angemalt und zu einem »Auto« umfunktioniert. Anschließend steigt jedes Kind in sein »Auto« und rennt/fährt damit mit anderen um die Wette.

Kinderkette

Es wird ein Kind ausgewählt, das die anderen Kinder fängt. Wenn es ein anderes Kind fängt, nimmt es dieses an die Hand. Je mehr Kinder gefangen werden, desto länger wird die Kette.

Popcorn

Jedes Kind verschränkt seine Arme vor dem Körper und hüpft in einem sehr kleinen Feld herum. Jedes ist ein Popcorn. Berühren sich zwei, müssen sie zusammen hüpfen. Wer es schafft, als Einzelpopcorn übrig zu bleiben, obwohl das Spielfeld immer kleiner wird, hat gewonnen.

Watte pusten

An einer Startlinie knien zwei (oder mehrere) Kinder, jedes mit einem Luftballon in der Hand. Vor jedem Kind liegt ein Wattebällchen und in einer bestimmten Entfernung stehen kleine Teller. Beim Startkommando pusten die Kinder ihre Ballons auf und blasen mit der ausströmenden Luft ihrer Luftballons die Wattebällchen nach vorne bis auf ihren Teller. Die Ballons dürfen dazu natürlich mehrfach aufgepustet werden. Die Wattebällchen der anderen Mitspieler aus der Bahn zu pusten, ist nicht erlaubt; wer es doch wagt, muss von vorn beginnen. Um das Spiel auch mit kleineren Kindern spielen zu können, dürfen die Kleinen die Wattebällchen so ins Ziel pusten.

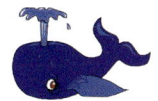

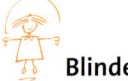

Blinde Kuh

Einem Kind werden die Augen verbunden. Die anderen Kinder sollen nun möglichst nah um dieses Kind herumlaufen, damit es sich eines greifen kann. Wenn es ein Kind erwischt hat, muss es erraten, welches Kind es ist. Als Nächstes ist das gefangene Kind an der Reihe.

Bewegungsspiele zu Hause oder im Freien

Springen – Werfen – Fangen

Die Kinder bekommen die Aufgabe, einen zugeworfenen Ball zu fangen. Zu Anfang hält man den Ball so, dass ihn das springende Kind aus der Hand nehmen kann, danach wird er aus kurzer Entfernung zugeworfen. Die Aufgabe des Werfens kann auch von Kindern übernommen werden. Dabei muss bedacht werden, dass der Werfer die größere koordinative Leistung erbringt, denn nur bei einem präzisen Zuwurf hat das andere Kind die Chance, den Ball auch zu fangen. Die günstigste Wurfposition sollte von den Kindern selbst herausgefunden werden. Dabei sollten sie unterschiedliche Bälle ausprobieren.

Variante: Der Ball wird nicht direkt zugeworfen, sondern so auf den Boden geprellt, dass er im Sprung gefangen werden kann.

Rebounder-Ball

Es spielen 2 Mannschaften gegeneinander. Ziel ist es, mit dem Ball die Wand hinter der gegnerischen Mannschaft zu treffen. Als Treffer zählt aber nur, wenn der Ball anschließend auf dem Boden landet, ohne dass er von einem Spieler der gegnerischen Mannschaft berührt wurde. Wenn möglich, sollte an der Wand etwa in Reichweitenhöhe eine Linie gezogen werden, über die der Ball geworfen werden muss. Damit erhöhen sich die Eingreifmöglichkeiten der Verteidiger. Der Ball selbst sollte etwa Handballgröße haben. Mit dem Ball in der Hand dürfen höchstens zwei Schritte ausgeführt werden. Das Dribbeln des Balls ist nicht erlaubt.

Anmerkung: Vor Beginn des Spiels sollten gemeinsame Vereinbarungen getroffen werden, wie auf grobe Regelverstöße in Zielnähe reagiert werden soll.

Weg mit dem Ball

Eine Fläche wird in zwei Felder aufgeteilt. Zwei Gruppen bekommen gleich viele Bälle. Nach dem Startsignal rollen sie die Bälle ins gegnerische Feld. Dies muss schnell geschehen, denn das Ziel des Spieles ist es, möglichst wenige Bälle im eigenen Feld zu haben. Die Dauer des Spiels sollte maximal 3–5 Minuten betragen.

Variante: Man nimmt Softbälle und die Kinder rollen die Bälle nicht ins gegnerische Feld, sondern werfen sie rüber.

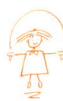
Slalomlauf

Es werden ungefähr 8 Hütchen hintereinander aufgestellt. Die Kinder laufen drippelnd mit einem Ball durch den Parcours, werfen den Ball in einen Basketballkorb und dribbeln zurück zu den anderen Kindern. Wichtig ist dabei, dass sie die rechte und die linke Hand abwechselnd benutzen.

Variante: Es können Mannschaften gebildet werden, dann geht das ganze Spiel darum, welche Mannschaft zuerst fertig ist und die meisten Körbe geworfen hat.

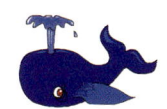

Rezepte

Ein beispielhafter Tages-Essens-Plan

Ein Tag mit ausgewogenen und gesunden Mahlzeiten für Kinder zwischen 6 und 12 Jahren.

 Frühstück: Bananen-Schoko-Brot und 250 ml Kräuter- oder Früchtetee (ungesüßt)

Zutaten:
1 Scheibe Vollkornbrot
1 EL Nuss-Nougat-Creme (20 g)
50 g Banane (in Scheiben schneiden und auf das Brot legen)

 Zwischenmahlzeit: Schinkenbrote, Joghurt und Obst

Zutaten für die Brote:
2 Scheiben Vollkornbrot
10 g Halbfettmargarine
60 g Lachsschinken
1/2 Bund Radieschen
2 Salatblätter

dazu:
150 g Joghurt (1,5 % Fett)
1 kleine Birne (60 g)

Zubereitung der Brote:
1. Brote dünn mit Margarine bestreichen und mit den Schinkenscheiben belegen.
2. Salatblätter und Radieschen waschen. Radieschen in Scheiben schneiden.
3. Salat und Radieschen auf den Broten verteilen.

Mittagessen: Paprika-Mais-Gulasch und 250 ml Apfelschorle (50 ml Saft/200 ml Wasser)

Zutaten:
1 kg Kartoffeln
2 rote und 2 grüne Paprikaschoten
2 Zucchini
200 g Maiskörner (Dose)
4 EL Pflanzenöl
2 EL Gemüsebrühe (Pulver)
8 EL saure Sahne (10 % Fett)
2 Packungen Tiefkühlkräuter
Pfeffer

Zubereitung:
1. Die Kartoffeln schälen, waschen und in Stücke schneiden.
2. Paprikaschoten waschen, vierteln, Stiel und Kerne entfernen und würfeln.
3. Zucchini waschen, die Enden abschneiden und in Würfel schneiden.
4. Gemüsebrühe mit 700 ml Wasser verrühren.
5. Öl in einem Topf erhitzen. Kartoffeln, Paprika und Zucchini darin anbraten.
6. Die Gemüsebrühe dazugießen und zugedeckt etwa 20 Minuten bei schwacher Hitze köcheln lassen.
7. Maiskörner zugeben und weitere 5 Minuten im offenen Topf köcheln lassen.
8. Saure Sahne zugießen.
9. Das Gemüsegulasch mit Pfeffer pikant abschmecken und die Kräuter untermischen.

 Zwischenmahlzeit: Fruchtflocken und 250 ml Apfelschorle (50 ml Saft/200 ml Wasser)

Zutaten:
150 g Joghurt (1,5 % Fett)
2 gehäufte EL Haferflocken
1/3 Banane
150 g Erdbeeren oder anderes Obst

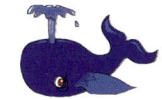

Abendessen: Radieschenbrote, Knabbergemüse und 250 ml Saftschorle (50 ml Saft/200 ml Wasser)

Zutaten für die Brote:

2 Scheiben Vollkornbrot (120 g)

10 g Halbfettmargarine

2 Scheiben Putenaufschnitt (60 g)

1 Blatt grüner Salat

Radieschen

Zutaten für das Knabbergemüse:

1/2 Kohlrabi

1/2 Gurke

1/2 Paprika

Zubereitung der Brote:

1. Radieschen und Salatblatt waschen. Radieschen in Scheiben schneiden.
2. Brote mit Margarine bestreichen und mit dem Aufschnitt belegen.
3. Salatblatt und Radieschen auf eines der Brote geben und das andere darüberklappen.

Salate

 Frecher Sommersalat

Für 4 Personen
Zubereitung:

Zutaten:

1/2 Römersalat	*Für die Salatsoße:*
1/2 Radicchio	Frische Kräuter
1 Paprikaschote	Obstessig
4 Möhren	150 g fettarmen Joghurt
Radieschen	Salz
2 Eier	Pfeffer
2 Scheiben gekochten Schinken	Saft einer Viertel Zitrone

1. Römersalat und Radicchio klein schneiden und in einem Sieb waschen.
2. Paprika waschen und in kleine Stücke schneiden.
3. Möhren schälen und in Scheiben schneiden.
4. Radieschen waschen, Stielansatz entfernen und in feine Scheiben schneiden.
5. Eier kochen, pellen und in Scheiben schneiden.
6. Schinken in Streifen schneiden.
7. Kräuter waschen, fein hacken und mit den restlichen Zutaten für die Salatsoße vermengen.
8. Erst den Salat in die Schüssel schichten, dann die übrigen Zutaten und zum Schluss die Soße zugeben.

Knackiger Eisbergsalat

Für 4 Personen

Zutaten:
1 Becher Joghurt
2 EL Zitronensaft
2 EL Zucker
1/2 Eisbergsalat
2 Möhren
1 Apfel

Zubereitung:
1. Den Joghurt mit Zitronsaft und Zucker in der Schüssel verrühren.
2. Den Salat in kleine Stücke teilen, abwaschen und gut abtropfen lassen.
3. Die Möhren und den Apfel in kleine Stücke schneiden und in die Joghurt-sauce mengen.
4. Zum Schluss den Salat dazugeben.

 Salat »Margherita«

Für 2 Personen

Zutaten:
1/3 Gurke
1/2 Kopfsalat
1 Tomate
1/2 Kugel Mozzarella
Basilikum

Für die Salatsauce:
Frische Kräuter
Salz und Pfeffer
Saft einer Viertel Zitrone
1/2 Becher Joghurt
1/2 TL Obstessig

Zubereitung:
1. Kopfsalat klein schneiden und in einem Sieb waschen.
2. Gurke waschen, schälen und in Würfel schneiden.
3. Tomate waschen und in dünne Scheiben schneiden.
4. Den Mozzarella in Würfel schneiden.
5. Den Basilikum und die Kräuter waschen, fein hacken und mit den restlichen Zutaten für die Salatsoßemischen.
6. Den Salat, die Tomate und den Mozzarella in eine Schüssel geben und kurz vor dem Servieren mit der Salatsoße übergießen.

Frühstück

 Bugs-Bunny-Mix

Für 4–6 Personen

Zutaten:
500 g Joghurt
4 mittelgroße Möhren
2 Äpfel
4 TL Sonnenblumenkerne
10 EL Haferflocken

Zubereitung:
1. Möhren und Äpfel waschen, raspeln und mit Sonnenblumenkernen und Haferflocken unter das Joghurt mischen.
2. Nach Bedarf etwas fettarme Milch zugeben, bis die gewünschte Konsistenz erreicht ist.

Hauptspeisen

 Putenschnitzel mit Paprikasoße

Für 2 Personen

Zutaten:
200g Putenschnitzel

Für die Paprikasoße:
1 Zwiebel
1 Knoblauchzehe
1 rote Paprikaschote
1 EL Olivenöl
ca. 100 ml Gemüsebrühe
1/2 EL Crème fraîche oder saure Sahne
Salz, Zucker, Pfeffer, Rosmarin

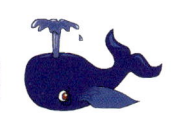

Zubereitung:

1. Zwiebel und Knoblauch abschälen und in Würfel schneiden. Paprikaschote waschen, putzen und in Stücke schneiden. Dann alles in 1 EL Öl andünsten, mit Gemüsebrühe angießen und 5 Minuten abgedeckt garen.
2. Mit dem Pürierstab pürieren, dann Crème fraîche unterrühren. Die Soße mit einer Prise Zucker, Salz, Pfeffer und Rosmarin abschmecken.
3. Putenschnitzel in Öl anbraten und die Soße über das Fleisch geben.

 Gemüselasagne

Für 4 Personen

Zutaten:
1 kg Gemüse (z.B. Aubergine, Zucchini, Karotten,
Lauch, Spinat, Mais, Erbsen)
1/4 l Gemüsebrühe
4 EL Tomatenmark
Salz, Pfeffer
Thymian, Oregano, Paprika
3/4 l Bechamelsoße (weiße Soße mit Milch)
150 g geriebener Käse
300 g Lasagneblätter

Zubereitung:

1. Gemüse waschen, putzen und je nach Sorte schälen, raspeln, fein würfeln oder in Streifen schneiden.
2. Gemüse in der Gemüsebrühe im geschlossenen Topf 2 Minuten dünsten.
3. Backofen auf 200°C vorheizen.
4. Im Wechsel Bechamel, Lasagneplatte, Gemüsesoße, Lasagneplatte, Bechamelsoße etc. in eine Auflaufform einfüllen. Die letzte Schicht sollte Bechamelsoße sein.
5. Lasagne mit Käse bestreuen und ca. 25 Minuten backen.

Kräuter-Gemüse-Gnocchi

Für 2 Personen

Zutaten:
200 g Tomaten
1 Zwiebel
350 g Lauch
100 g Champignons
1 EL Olivenöl
1/16 l Gemüsebrühe
200 g Gnocchi
50 g gemischte Kräuter oder Salat (Rucola, Löwenzahn, Brunnenkresse)
Jodsalz, Schwarzer Pfeffer
2 EL Parmesan (frisch gerieben)

Zubereitung:
1. Zwiebel schälen und fein würfeln.
2. Den Lauch und die Champignons putzen, waschen und in dünne Ringe schneiden.
3. Die Tomaten waschen, den Stängelansatz entfernen und klein würfeln.
4. Das Öl in einer großen beschichteten Pfanne erhitzen.
5. Lauch, Zwiebeln und Champignons unter Rühren erhitzen.
6. Mit Gemüsebrühe aufgießen und zugedeckt bei mittlerer Hitze ca. 5 Minuten dünsten.
7. Die Gnocchi nach Packungsangabe garen.
8. Salat waschen und bis auf einige Blätter zum Garnieren klein hacken.
9. Salat und die Tomatenwürfel unter das Gemüse mischen und mit Salz und Pfeffer abschmecken.
10. Die Gnocchi abtropfen lassen und unter das Gemüse heben.
11. Alles auf Teller verteilen, mit Käse bestreuen und mit den restlichen Kräutern garnieren.

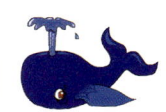

Nudeln mit Zucchinisoße

Für 4 Personen

Zutaten:
250 g bunte Spiralnudeln
400 g Zucchini
300 ml Milch 1,5% Fett
70 g Gemüsezwiebeln
60 g Frischkäse, fettarm
Je 10 g Petersilie und Schnittlauch
Salz, Pfeffer, Muskatnuss

Zubereitung:
1. Nudeln in Salzwasser kochen.
2. Zwiebeln schälen, in Stücke schneiden und in etwas Öl andünsten.
3. Zucchini putzen, waschen und in Scheiben schneiden.
4. Die Zucchinischeiben zu den Zwiebeln geben und die Milch dazugießen.
5. Das Ganze 10 Minuten kochen lassen und dann mit dem Pürierstab pürrieren.
6. Den Frischkäse und die Gewürze hinzufügen.
7. Petersilie und Schnittlauch erst kurz vor dem Servieren untermischen.

 Gemüsepfanne mit Geflügelfleisch

Für 2 Personen

Zutaten:
200 g Hähnchen- oder Putenfleisch
1 EL Olivenöl
100 g Paprikaschoten
100 g Chinakohl
150 g Porree
150 g Möhren
Jodsalz, Pfeffer, Paprika, Sojasoße

Zubereitung:

1. Fleisch klein schneiden, in Öl anbraten, herausnehmen.
2. Das Gemüse klein schneiden, Möhren können auch geraspelt werden, und im Bratenfond andünsten, ca. 1/2 l Wasser dazugeben.
3. Mit Salz, Gewürzen und Sojasoße würzen und mit dem Fleisch noch ca. 10 Minuten leicht kochen lassen.
4. Bei Bedarf zum Schluss etwas Gemüsebrühe angießen. Das Gericht kann mit Vollkornreis oder Nudeln serviert werden.

 China-Burger

Für 5 Personen

Zutaten:
150 g Vollkornreis
400 g Kräuterquark
1/4 l Gemüsebrühe
Zwiebeln
Tomate
50 g geriebener Sellerie
Eier
Vollkornbrötchen
5 Scheiben Käse
50 g gehackte Haselnüsse
2 EL Vollkornmehl
1 Lorbeerblatt
Pfeffer, Curry, Kräuter, Öl

Zubereitung:

1. Den Reis in die kochende Gemüsebrühe geben.
2. Die Zwiebeln schälen, klein hacken und mit dem Lorbeerblatt in die Reisbrühe geben. Alles ca. 30–45 Minuten garen lassen.
3. Danach den Sellerie und die Haselnüsse unter den abgekühlten Reis mischen.
4. Die Eier und das Vollkornmehl darunter mischen, dann mit den Gewürzen abschmecken, zu 6 Bratlingen formen und in etwas Öl anbraten.
5. Die Tomate waschen und in dünne Scheiben schneiden.
6. Die Vollkornbrötchen mit dem Kräuterquark bestreichen und mit den Bratlingen sowie dem Käse und der Tomate belegen.

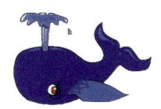

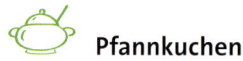 **Pfannkuchen**

Für ca. 8 Portionen

Zutaten:
125 g Vollkornmehl
125 g Weißes Mehl Type 405
1 TL Backpulver
3/8 l Wasser
2–3 Eier
2 Messerspitzen Salz
Sonnenblumenöl
Apfelmus mit wenig Zucker oder frisch geriebene Äpfel mit wenig Zucker

Zubereitung:
1. Die Eier, das Mehl und das Salz sowie die Hälfte der Flüssigkeit zu einem glatten Teig verrühren, sodass keine Klumpen mehr zu sehen sind; dann nach und nach den Rest der Flüssigkeit dazugeben und glatt rühren.
2. Nun das Backpulver unterrühren
3. In eine Pfanne 1 TL Öl geben, verteilen und die Pfanne heiß werden lassen.
4. Den Pfannkuchenteig einfüllen und verteilen.
5. Wenn der Teig oben leicht trocken ist, den Pfannkuchen wenden und braten, bis er eine hellbraune Farbe bekommt.
6. Die Pfannkuchen mit Apfelmus oder geriebenen Äpfeln servieren.

Nachspeisen

 Leckere Waffeln
Für 4 Personen

Zutaten:
Eier
200 g saure Sahne
200 g Vollkornmehl
1 Prise Salz
4 EL Honig
4 EL Vollrohrzucker
Zitronensaft
Zimt

Zubereitung:
1. Die Eier trennen, das Eiweiß in eine Schüssel geben und steif schlagen.
2. In einer anderen Schüssel alle anderen Zutaten nach und nach miteinander vermengen.
3. Zum Schluss den Eischnee unterheben.
4. Den fertigen Teig sofort im Waffeleisen backen.
5. Die gebackenen Waffeln abkühlen lassen und mit Puderzucker bestreuen.

 Apfel-Zimt-Traum
Für 4 Personen

Zutaten:
250 g Quark
150 g Joghurt
3 TL Zucker
1 EL Zitronensaft
1/2 TL Zimt
4 kleine Äpfel

Zubereitung:
1. Quark, Joghurt, Zucker, Zitronensaft und Zimt in einer Schüssel miteinander verrühren.
2. Dann die Äpfel schälen und reiben.
3. Nun alles gut miteinander vermengen – und fertig ist der Apfel-Zimt-Traum.

 Leckerer Sommerquark
Für 4 Personen

Zutaten:
500 g Magerquark
100 g Kirschen
100 g Erdbeeren
200 g Melone
1 EL Honig
1 Zitrone
Mineralwasser

Zubereitung:
1. Kirschen waschen, entkernen und in kleine Stücke schneiden.
2. Erdbeeren waschen und in kleine Stücke schneiden.
3. Melone halbieren, Fruchtfleisch heraustrennen und in kleine Stücke schneiden.
4. Zitrone waschen, halbieren und auspressen.
5. Den Quark mit etwas Mineralwasser glatt rühren.
6. Kirschen, Erdbeeren, Melone, Honig und etwas Zitronensaft zum Quark geben und gut vermischen.

Hannas Lieblingsquark

Für 4 Personen

Zutaten:
250 g Magerquark
1/2 Apfel
1/2 Banane
5 EL Schokostreusel
1/2 EL Honig
1 Zitrone
Mineralwasser

Zubereitung:
1. Den Apfel waschen, schälen und mit einer Reibe reiben.
2. Die Banane auf einem Teller mit einer Gabel zerdrücken.
3. Die Zitrone waschen, halbieren und auspressen.
4. Den Quark mit etwas Mineralwasser glatt rühren.
5. Apfel, Banane, die Hälfte der Schokostreusel, Honig und etwas Zitronen-saft zum Quark geben und gut vermischen.
6. Die restlichen Schokostreusel zur Verzierung auf den Quark streuen.

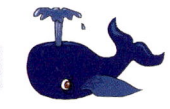

Zwischenmahlzeiten

 Gemüsesticks mit Dipps (für 4 Personen)
Salatgurke, Möhren, Paprika, Radischen usw. waschen, schälen und zu Sticks
schneiden.

Dann folgende Dipps dazu reichen:

Halloween-Dipp
Zutaten:
100 g Magerquark
etwas Mineralwasser
1 EL Tomatenketchup
1 EL mittelscharfer Senf
1 Tomate
1 Zwiebel
Kräuter nach Geschmack
Salz, Pfeffer

Tomaten waschen und wie die Zwiebel in kleine Würfel schneiden. Beides mit
den übrigen Zutaten vermengen und abschmecken.

Drachen-Senf-Dipp
Zutaten:
100 g Magerquark
etwas Mineralwasser
1 EL mittelscharfer Senf
Zwiebel
Knoblauchzwiebeln
100 g Salatgurke
Kräuter nach Geschmack
1 Prise Salz und Pfeffer

Die Zwiebel und den Knoblauch fein würfeln. Die Salatgurke waschen und
geschält in kleine Streifen schneiden. Alles miteinander vermengen und
abschmecken.

Indonesischer Curry-Dipp

Zutaten:
100 g Magerquark
etwas Mineralwasser
1 TL Currypulver
Banane
1 Prise Salz
Pfeffer

Die Banane zerdrücken, die restlichen Zutaten dazugeben und alles miteinander vermengen und abschmecken.

 Hawaii-Toast
Für 4 Personen

Zutaten:
4 Scheiben Vollkorntoast
4 Scheiben gekochten Schinken ohne Fettrand
4 Scheiben frische Ananas
4 Scheiben Käse 30% Fett i. Tr.
1 TL Ketchup

Zubereitung:
1. Den Toast toasten.
2. Den Schinken auf den Toast legen.
3. Dann Ketchup daraufstreichen und mit Ananas und Käse belegen.
4. Den Toast im vorgeheizten Backofen bei 200°C ca. 10 Minuten backen, bis der Käse zerlaufen ist. Er darf nicht braun werden!

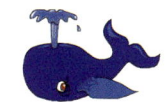

Moby Dick-Grillrezepte

Von diesen Gerichten können Sie eine beliebige Menge zubereiten – je nachdem, wie groß Ihre Grillparty ist.

 Sommer-Kartoffeln

Die Kartoffeln waschen und abbürsten, dann in Alufolie gewickelt 30–40 Minuten in die Glut legen. Mit Kräuterquark genießen.

 Streifen-Zucchini mit Zitrone

Die Zucchini waschen, längs halbieren und salzen. Anschließend mit Zitronensaft verfeinern und diesen 10 Minuten einziehen lassen. Nun noch abtupfen, einölen und 15 Minuten grillen, mehrmals wenden.

 Heiße Tomaten

Die gewaschenen und halbierten Tomaten mit Öl bestreichen und 5 Minuten auf der Schnittfläche grillen. Nach dem Wenden mit Petersilie, Basilikum, Knoblauch und Pfeffer würzen und noch einmal 10 Minuten grillen.

 Annikas Jahrmarkt-Maiskolben

Blätter und Seidenfäden von den Kolben abtrennen, mit Kräuterbutter bestreichen, in Alufolie einwickeln und von allen Seiten ausreichend lang grillen.

 Zimt-Apfel

Den gewaschenen Apfel vom Kerngehäuse befreien und die Öffnung mit einer Mischung aus Zucker, geriebenen Haselnüssen, ein bisschen Zimt, geriebener Zitronenschale und Rosinen füllen. Einen Klecks Butter hinzugeben. Anschließend den Apfel in Alufolie gehüllt eine halbe Stunde grillen.

Getränke

 Erdbeermilch
Für 8–10 Gläser

Zutaten:
500 g Erdbeeren
1 l Frischmilch, 1,5% Fett
etwas Zucker

Zubereitung:
1. Die Erdbeeren waschen, den Stiel entfernen, klein schneiden und mit dem Mixer pürieren.
2. Die Milch dazugießen und wieder pürieren. Mit etwas Zucker abschmecken.
3. In Gläser füllen, evtl. mit einer ganzen Erdbeere garnieren.

 Der Moby Dick-Drink
Für ein Glas

Zutaten:
6 cl Kirschsaft
6 cl Maracujasaft
3 cl Maracujasirup
1 cl Zitronensaft
Eiswürfel

Zubereitung:
1. Das Glas mit Eis füllen.
2. Die Zutaten ca. 2 Minuten mixen.
3. Die Flüssigkeit ins Glas geben und dekorieren.

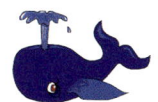

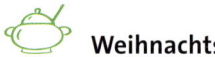 **Weihnachtspunsch**

Für 15–20 Tassen

Zutaten:
1 l Apfelsaft
2 l Wasser
4 Beutel Waldfrüchtetee
3 Nelken
2 Zimtstangen

Zubereitung:
1. Das Wasser in einem Topf erhitzen und die Früchteteebeutel zugeben. Ebenso den Apfelsaft, die Nelken und die Zimtstangen in den Topf geben und mit erhitzen. Alles eine Weile ziehen lassen.

So werden ungesunde Kinder-Lieblingsgerichte gesünder

Pommes rot-weiß
Alternative: Kartoffeln mit Schale in Streifen schneiden und im Backofen backen, dazu anstatt Mayo & Ketchup besser Kräuterquark oder Tomatenmark servieren.

Nudeln mit Tomatensoße
Alternative: Vollkornnudeln. Auch keine gekaufte Tomatensoße dazu, sondern selbstgemachte Soße mit frischen Tomaten, Zwiebeln, Knoblauch und Kräutern.

Hamburger
Alternative: Roggen- oder Vollkornbrötchen nehmen anstatt nährstoffarme weiße Brötchen. Viel Salat und Tomaten mit dazugeben. Die Soße selbst machen (weniger Zucker), für das Fleisch entweder fettarmes Rinderhack oder Grünkern nehmen.

Pizza
Keine fertige Tiefkühlpizza nehmen! Den Teig aus Vollkornmehl selbst machen. Mit viel Gemüse gesund belegen anstatt mit Salami. Dazu fettarmen Käse, ggf. Mozzarella (auch in der fettarmen Version erhältlich).

Chips
Alternative: Dünne Kartoffelscheiben auf ein Backblech mit etwas Öl legen. Danach einfach mit Sesam oder Salz bestreuen.

Fischstäbchen
Alternative: Sie sollten immer im Backofen zubereitet werden, da eine Menge Öl eingespart werden kann. Oder selbst Fisch kaufen, klein schneiden und selbst panieren mit Cornflakes oder Vollkorn-Paniermehl.

Döner
Alternative: Man kann Döner auch selbst und fettarm zubereiten. Dafür Geflügel- oder Hähnchenfleisch verwenden und das Fleisch in 2 cm dünne Scheiben schneiden, mit ca. 1 EL Öl anbraten und danach nochmals in dünne Scheiben schneiden (300 g für 4 Personen). Das Fleisch in Vollkorn- oder Dinkel-Fladenbrote füllen, immer Gemüse und Joghurtsoße dazugeben.

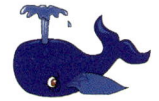

Lasagne

Alternative: Vollkornnudeln und viel Gemüse anstatt Fleisch. Für die helle Soße in der Lasagne kann man auch saure Sahne verwenden; diese enthält nicht so viel Fett.

Nudel- und Kartoffelsalat

Alternative: Statt Mayonnaise einfach Joghurt oder Essig und Öl dazu verwenden. Als Beilage lieber Geflügelwürstchen anstatt fettige Bratwürste.

Literatur

aid Special (Wissenschaftliche Beratung: J. Westenhöfer): Essen & Psyche, Heft 3713/2000, Bonn 2000

Beil, Brigitte: Das übergewichtige Kind. München 1999

Bengel, J., Strittmatter, R., Willmann, H.: Was erhält Menschen gesund? Antonovskys Modell der Salutogenese. In: Bundeszentrale für gesundheitliche Aufklärung (BzgA), Bd. 6, Forschung und Praxis der Gesundheitsförderung. Köln 2001

Biesalski, Hans Konrad u.a.: Ernährungsmedizin. Nach dem Curriculum Ernährungsmedizin der Bundesärztekammer. Stuttgart/New York. 2004

Blumenthal, Ekkehard: Kooperative Bewegungsspiele. Schondorf Karl Hoffmann Verlag: 1993

Bornhaupt, Bettina von/Hurrelmann, Klaus: Kinder im Stress? Weinheim 1991

BZgA: Broschüre der Bundeszentrale für gesundheitliche Aufklärung. Essstörungen ... was ist das?, Heft 1.150.7.04, Köln 2004

BZgA: Projekt der Bundeszentrale für gesundheitliche Aufklärung. GUT DRAUF: Fitness, Sport, Body. Köln 2005

BZgA: Projekt der Bundeszentrale für gesundheitliche Aufklärung. GUT DRAUF: Open Air. Köln 2005

Ehmke, Irene/Schaller, Heidrun: Kinder stark machen gegen die Sucht. Freiburg/Basel/Wien 1997

Elmadfa, Ibrahim/Leitzmann, Claus: Ernährung des Menschen. Stuttgart 1998

Eugster, Gabi: Kinderernährung gesund & richtig. München 2007

Fröhlich, Edmund/Finsterer: Susanne: Generation Chips. Wien: Hubert Krenn Verlag 2007

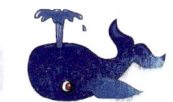

Harnack, Gustav-Adolf/Koletzko, Berthold von (Hrsg.): Kinderheilkunde. Berlin 2004

Helming, Helene: Montessori-Pädagogik. Freiburg 1992

Hempel Ulrike et al.: Erste Ergebnisse der KIGGS-Studie: Die Gesundheit von Kindern und Jugendlichen in Deutschland, Robert-Koch-Institut, Berlin 2007

Hollmann/Hettinger: Sportmedizin – Arbeits- und Trainingsgrundlagen. New York 1990

Hottnrott, Kuno: Ausdauertraining. Wehdemeier und Pusch: 1997

Illing, Stephan/Claßen, Martin: Klinikleitfaden Pädiatrie. München 2006

Detlef Doenecke, Detlef/Koolman, Jan/Fuchs, Georg: Karlsons Biochemie und Pathologie. Stuttgart 2005

Kasper, Heinrich: Ernährungsmedizin und Diätetik. 10. Auflage. München 2004

Korsten-Reck, Ulrike: Nina macht Mut. Berlin. 2001

Koula-Jenik, Heide u.a.: Leitfaden Ernährungsmedizin. München/Jena. 2006

Künast, Renate: Die Dickmacher. München 2004

Munsch, Simone: Binge Eating. Kognitive Verhaltenstherapie bei Essanfällen. Weinheim 2003

Niessen, Karl-Heinz: Pädiatrie 6. Stuttgart 2001

Petersen, Christiane/Hamm, Michael: Moby Dicks Spaß-Diät für Kinder. Berlin 2006

Reich Günther, u.a.: Essstörungen: Magersucht, Bulimie, Binge Eating. Stuttgart 2004

Reinehr, Thomas/Dobe, Michael/Kersting, Mathilde: Abnehmen mit Obeldicks und Optimix. München 2007

Rudolf, Gerd: Psychotherapeutische Medizin und Psychodynamik. Stuttgart/New York 2000

Sauter, Nicola/ Frädrich, Stefan: Besser essen, Leben leicht gemacht. München 2007

Unbehauen, Peter: Dass ihr euch ja nicht schietig macht! Dölling und Galitz Verlag, Hinz und Kunzt: Hamburg 2000

Warschburger, Petra/Petermann, Franz/Fromme, Carmen: Adipositastraining mit Kindern und Jugendlichen. Weinheim 1999

Zimmer, Renate: Kreative Bewegungsspiele. Psychomotorische Förderung im Kindergarten. Freiburg 2006

Zimmer, Renate: Handbuch der Bewegungserziehung. Freiburg 2006

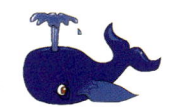

Adressen

Moby Dick Gesundheitsprogramm:
Hilfe für übergewichtige Kinder
Präventionszentrum Moby Dick
Dr. Christiane Petersen
Lilienstr. 36
20095 Hamburg
Tel.: 040 – 32 52 52 38 oder 040 - 32 52 74 21
Fax: 040 – 32 52 74 22
E-mail: info@mobydickhamburg
www.mobydickhamburg.de
www.mobydicknetzwerk.de

Berufsverband der Kinder- und Jugendärzte e.V. (BVKJ)
Mielenforster Str. 2
51069 Köln
E-Mail: bvkj.buero-uminfo.de
www.kinderaerzte-im-netz.de
Dort bekommen Sie auch die Info über Ärzte in den jeweiligen
Bundesländern.

Bundesverband der Ärzte des Öffentlichen Gesundheitsdienstes e.V.
Im Kälblesrain 2
73430 Aalen
Tel.: 07361 – 9303 44
Fax: 07361 – 9303 22
E-Mail: klaus.walter@ostalbkreis.de
www.aerzte-oegd.de

Bundeszentrale für gesundheitliche Aufklärung (BZgA)
Ostmerheimer Str. 220
51109 Köln
oder
Postfach 910152
51071 Köln
Tel.: 0221 – 8992-0
Fax: 0221 – 8992-300

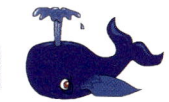

E-Mail: poststelle@bzga.de
www.bzga.de
Hier finden Sie Informationen und viele interessante z.T. kostenlose
Broschüren zum Thema.

Bundesarbeitsgemeinschaft Familienbildung & Beratung e.V.
Sitz Bonn
AGEF Geschäftsstelle
Hamburger Str. 137
25337 Elmshorn
Tel.: 04121 – 438 063
Fax: 04121 – 438 064
infos@familienbildung.de
www.familienbildung.de

Bundesarbeitsgemeinschaft Evangelischer Familien-Bildungsstätten e.V.
Jägerstr. 1
44145 Dortmund
Tel.: 0231 – 56 78 71–0
Fax: 0231 – 56 78 71-29
info@bagfamilie.de
www.familienbildung-ev-bag.de

Bundesarbeitsgemeinschaft Katholischer Familienbildungsstätten
Prinz- Georg- Straße 44
40477 Düsseldorf
Tel: 0211 – 44992-45
Fax: 0211 – 44992-89
E-Mail: bag@familienbildung-deutschland.de
www.familienbildung-deutschland.de

BundesElternRat
Albert-Buchmannstraße 15
16515 Oranienburg
Tel: 03301 – 57 55-37 und -38
Fax: 03301 – 57 55-39
E-Mail: info@bundeselternrat.de
www.bundeselternrat.de

Deutsche Gesellschaft für Ernährung e.V. (DGE)
Godesberger Allee 18
53175 Bonn
Tel: 0228 – 3776-600
Fax: 0228 – 3776-800
E-Mail: webmaster@dge.de
www.dge.de

aid infodienst
Verbraucherschutz • Ernährung • Landwirtschaft e.V.
Friedrich-Ebert-Straße 3
53177 Bonn
Tel: 0228 – 8499-0
Fax: 0228 – 8499-177
E-Mail: aid@aid.de
www.aid.de

Deutscher Olympischer Sportbund
Otto-Fleck-Schneise 12
60528 Frankfurt am Main
Tel.: 069– 670 00
Fax: 069– 67 49 06
E-Mail: office@dosb.de
www.dosb.de

Deutscher Verband für Gesundheitssportund Sporttherapie e.V. (DVGS)
Geschäftsstelle
Vogelsanger Weg 48
50354 Hürth-Efferen
Tel.: 02233 – 6 50 17
Fax: 02233 – 6 45 61
E-Mail: dvgs@dvgs.de
www.dvgs.de

Deutsche Adipositas-Gesellschaft (DAG)
Geschäftsstelle
Deutsche Adipositas-Gesellschaft e.V.
Waldklausenweg 20
81377 München
Tel. 089 – 71048358
Fax. 089 – 71049464
E-Mail: mail@adipositas-gesellschaft.de
www.adipositas-gesellschaft.de

Arbeitsgemeinschaft Adipositas im Kindes- und Jugendalter (AGA)
Vestische Kinder- und Jugendklinik
UniversitätWitten- Herdecke
Dr. F. Steiner Str. 5
45711 Datteln
Fax: 02363-975-218
E-Mail: a.schaefer@kinderklinik-datteln.de
www.a-g-a.de

Deutsches Rotes Kreuz (DRK)
Team Kinder-, Jugend- und Familienhilfe
Carstenstr. 58
12205 Berlin
Tel.: 030 – 85404-238
Fax: 030 – 85404-468
Ansprechpartner: Heribert Rollik
E-mail: Rollikh@DRK.de
www.drk.de

Jugendrotkreuz
Carstenstraße 58
12205 Berlin
Tel: 030 – 85 40 43 90
E-Mail: jrk@drk.de
www.djrk.de

Glossar

Adipositas (Fettsucht, Fettleibigkeit)
Adipöse Menschen zeichnen sich durch einen erhöhten Anteil an Körperfett aus. Fettleibigkeit tritt vor allem in den westlichen Industrienationen auf, aber auch in der Oberschicht der Entwicklungs- und Schwellenländer. Die Ursachen sind vielfältig. Übergewicht und Adipositas sind über den BMI definiert. Siehe BMI

Altersdiabetes
siehe Diabetes
War bisher eine Krankheit des Alters; heute bereits bei Kindern nachgewiesen.

Aminosäuren
Kleinster Baustein der Eiweiße; Aminosäuren sind unterteilt in nichtessenzielle und essenzielle Aminosäuren. Nichtessenzielle kann der Körper selbst herstellen; essenzielle Aminosäuren müssen mit der Nahrung zugeführt werden.

Anorexie
siehe Magersucht

Arterien
Schlagadern bzw. Blutgefäße, die das sauerstoffreiche Blut vom Herzen wegführen.

Arteriosklerose/Atherosklerose
Allgemein als Arterienverkalkung bekannt. Sie entsteht vor allem durch Ablagerung von Blutfetten, insbesondere dem LDL-Cholesterin, sowie Entzündungsprozessen in den Arterien, was Elastizitätsverlust und Verengung der Adern versursacht.

Ballaststoffe (Faserstoffe)
Sie sind unverdauliche Bestandteile von pflanzlicher Nahrung. Sie erhöhen den Füllungsgrad des Magens und wirken damit Hungergefühlen entgegen. Zudem binden sie schädliche Stoffe und fördern die Verdauung. Vor allem Getreide und Hülsenfrüchte sind reich an Ballaststoffen.

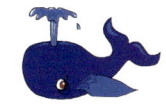

Bewegung, Bewegungsmangel

Bewegung ist eine für den Menschen natürliche körperliche Betätigung, um von A nach B zu kommen. Dazwischen kann man, wie bei einem Trimm-dich-Pfad, entsprechende Übungen wie Klimmzüge, Staubwischen und Kistenschleppen einschieben.

Bewegungen, die mit Muskeleinsatz, schnellerem Herzschlag und Schwitzen verbunden sind, werden heute oft durch Autofahren, Staubsauger und Kranbedienung ersetzt. Die Folge ist Bewegungsmangel, der negative Auswirkungen auf unser gesamtes Leben hat. Der Mangel wird wieder ins Positive gekehrt, wenn wir Sport und Bewegung im Alltag einführen. Siehe Sport

Binge Eating

Binge Eating (auch Binge Eating Disorder) ist eine Essstörung, bei der es zu periodischen Heißhungeranfällen (Fressanfällen) mit Verlust der bewussten Kontrolle über das Essverhalten kommt. Im Gegensatz zur Bulimie wird das Gegessene anschließend nicht erbrochen, sodass langfristig meist Übergewicht die Folge ist.

Der Begriff wurde erstmals 1959 in den USA verwendet. Als Diagnose existiert der Begriff jedoch erst seit ca. 1990. Die Definition dieser Essstörung war längere Zeit umstritten, die Kriterien werden von Ernährungswissenschaftlern und Medizinern jedoch zunehmend akzeptiert; die Behandlungsbedürftigkeit dieser Störung wird auch in Europa mittlerweile überwiegend anerkannt. Die Behandlungskonzepte entsprechen in der Regel denen der Bulimie.

Bei unkontrollierten Essattacken werden meistens fettreiche und süße Lebensmittel gegessen, die viele Kalorien enthalten. Im Schnitt werden bei einem Anfall zwischen 600 und 3000 Kilokalorien aufgenommen, teilweise also fast das Doppelte des Tagesbedarfs der Betroffenen.
Im Gegensatz zu Bulimikern ergreifen Binge Eater nach dem Essen keine Maßnahmen, um eine Gewichtszunahme durch die erhöhte Kalorienzufuhr zu verhindern.

Blutzucker

Die im Blut befindliche Glukose wird als Blutzucker bezeichnet. Ihre »Verbrennung« zu Wasser und Kohlendioxid dient dazu, den Energiestoffwechsel aufrechtzuerhalten.

Der Blutzuckerspiegel schwankt in engen Grenzen und wird vor allem durch das Hormon Insulin geregelt, das den Zucker aus der Blutbahn in die Zellen schleust.

BMI – Body-Mass-Index

Als Body-Mass-Index wird das Verhältnis von Körpergewicht (in kg) zur Körpergröße (in m) zum Quadrat bezeichnet: BMI = Gewicht (kg)/Länge x Länge (m x m). Anhand des BMIs kann man überprüfen, ob ein Mensch normal-, über- oder untergewichtig ist. Der errechnete Wert ermöglicht es, das Gewicht des Patienten zu bewerten. Dabei unterteilt man in der Regel in Untergewicht (BMI unter 19), Normalgewicht (BMI 19–25) und Übergewicht (über 25). Ist der BMI über 30, spricht man von Adipositas (Fettsucht). Für Heranwachsende ist der BMI nicht ohne Weiteres aussagekräftig. Hier muss ermittelt werden, auf welcher Perzentile der BMI in Abhängigkeit von Alter und Geschlecht liegt.

BMI-SDS-Wert

Ein dem BMI zugeordneter Wert, der alters- und geschlechtsspezifische Parameter enthält. Er wird insbesondere bei der Beurteilung von Gewichtsveränderungen bei adipösen Kindern verwendet.

Botenstoffe

Botenstoffe sind chemische Stoffe, die als Überträger von Signalen oder Informationen dienen.

Bulimie

Als Bulimie wird eine Ess-Brech-Sucht bezeichnet. Dabei kommt es zu unkontrollierten »Fressanfällen«, bei denen mehrere 1000 Kalorien auf einmal verzehrt werden; anschließend übergibt sich die Person oder nimmt Abführmittel ein.

Cholesterin

Ein Lipid, das der Körper größtenteils selbst herstellt, aber auch mit der Nahrung aufnimmt. Es spielt u.a. eine wichtige Rolle in den Zellmembranen. Cholesterin tritt in unterschiedlichen Fraktionen von verschiedener Dichte auf, wobei die LDL-Fraktion (geringe Dichte) eine wichtige Rolle bei der Entstehung von Arteriosklerose spielt.

Diabetes

Man spricht üblicherweise von Diabetes, wenn der Blutzuckerspiegel ständig erhöht ist, hervorgerufen wird dies durch vermehrte Insulinausschüttung, die eine Überbelastung der Bauchspeicheldrüse verursacht. Bei Diabetes 1

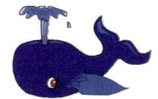

hingegen fehlt das; ist es in seiner Wirkung vermindert, spricht man von Diabetes 2. Der Körper ist dann nicht mehr in der Lage, die Glukose ausreichend zu verstoffwechseln. 80% aller Diabetiker sind übergewichtig oder adipös. Diabetes mellitus Typ 2, auch Altersdiabetes genannt, tritt in Deutschland schon bei Kindern auf. Bei diesen ist die Wahrscheinlichkeit groß, dass sie bereits in jungen Jahren an Netzhautschäden, Arteriosklerose, Nieren- und Nervenschäden erkranken. Beim Diabetiker Typ 1 produziert die Bauchspeicheldrüse zu wenig oder gar kein Insulin. Diese Diabetiker sind meist dünn. Die aufgenommenen Zucker und Fette können mangels Insulin nicht verwertet werden. Allgemein führt der Anstieg des Blutzuckerspiegels gesundheitliche Schädigungen nach sich.

Eiweiße (Proteine)
Tierische und pflanzliche Proteine werden in der Regel aus 20 verschiedenen Aminosäuren aufgebaut. Proteine sind in Pflanzen und Tieren allgegenwärtig, im Blut, in den Muskeln, in den Zellen etc. Jeder Körper baut sein arteigenes Eiweiß auf. Je »näher« das aufgenommene Eiweiß am arteigenen ist, desto wertvoller ist es. Der Mensch kann aus tierischem Eiweiß mehr eigenes aufbauen als aus pflanzlichem. Eine proteinarme Ernährung führt zu Mangelerkrankungen und zum Tode, da ein Erwachsener täglich mindestens 30 g umsetzt und auf eine adäquate Zufuhr angewiesen ist.

Enzyme
Enzyme sind Eiweiße, die lebenswichtige Reaktionen im Organismus fördern (katalysieren) oder hemmen.

Essenzielle Nährstoffe
Als essenzielle Nährstoffe bezeichnet man Stoffe, die zur Erhaltung des Organismus lebensnotwendig sind und vom Körper nicht selbst gebildet werden können; sie müssen über die Nahrung aufgenommen werden.

Fette und Öle
Sie sind Verbindungen von Fettsäuren mit einem Alkohol, dem Glycerin. Sie sind der ideale Reservestoff, da sie im Gegensatz zu den Kohlenhydraten kaum Wasser enthalten und viel energiereicher sind. Auf die Gewichtseinheit bezogen sind sie neunmal energiereicher als Kohlenhydrate. Fette und Öle gehören zu den Hauptnährstoffen, sind wichtige Energielieferanten, Geschmacksträger und Transporteure für fettlösliche Vitamine.

Fettsäuren

Sie sind die sauren Bestandteile der Fette und werden unterteilt in gesättig-te, einfach- und mehrfach ungesättigte Fettsäuren, die im Verhältnis zu je 1/3 Bestandteile unserer Nahrung sein sollten. Eine Reihe von Fettsäuren sind essenziell, d.h. sie müssen mit der Nahrung zugeführt werden. Dazu gehören insbesondere die Omega-3 und Omega-6–Fettsäuren, die u.a. in fetten Mee-resfischen und Nüssen vorkommen, aber auch in Oliven und Rapsöl. Das Ver-hältnis Omega 6 zu Omega 3 sollte 5:1 nicht überschreiten.

Fettspeicherung

Unser Körper hat zwei Möglichkeiten, Fett zu speichern: Er kann Fett in die Zellen einlagern und ihr Volumen dabei vergrößern oder er vermehrt die Zahl der Zellen. Im Kindesalter und in der Pubertät wird die Zahl der Fettzellen ver-mehrt. Daher ist eine übermäßige Nahrungsaufnahme fatal, da hierdurch die Möglichkeit geschaffen wird, in späteren Lebensabschnitten eine Nei-gung zum Übergewicht zu behalten.

Freie Radikale

Sie sind in der Umwelt (Flammen, Zigarettenrauch) und im Körper weitver-breitet und zeichnen sich durch eine große Aggressivität aus. Im Körper sind sie Zwischenprodukte der Sauerstoffatmung und können Zellen schädigen. Körpereigene Abwehrmechanismen sowie Antioxidantien (Vitamine, sekun-däre Pflanzenstoffe) können die Wirkungen neutralisieren.

Geschmack

Wir kennen im wesentlichen vier Geschmacksrichtungen: süß, sauer, bitter, salzig, die wir auf der Zunge an verschiedenen Stellen wahrnehmen; das für Kinder so wichtige Bitter liegt am Zungengrund, Süß an der Spitze. Frisch zubereitete Produkte entwickeln den stärksten Eigengeschmack, ein Grund, diese Kindern bevorzugt anzubieten.

Geschmacksverstärker

Als Geschmacksverstärker bezeichnet man eine Reihe von Stoffen, die selbst ohne Eigengeschmack sind und die Eigenschaft haben, das Geschmacks-empfinden zu verstärken. Siehe Glutamat

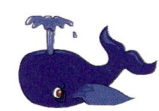

Gicht

Gicht ist eine Purin-Stoffwechselerkrankung. Dabei kommt es zur übermäßigen Anreicherung von Harnsäure in den Gelenken, die dort zu starken Schmerzen führt. Siehe Purine

Glukose

Glukose wird auch Dextrose oder Traubenzucker genannt und kommt in fast allen süßen Lebensmitteln vor. Sie ist ein zentraler Stoff unseres Körpers bei der Enegiegewinnung.

Glutamat

Natriumglutamat ist ein Geschmacksverstärker, der den Geschmack von Speisen vertieft und Frische vortäuscht. Ist die Glutamatmenge in den Speisen hoch oder werden glutamathaltige Speisen übermäßig verzehrt, so kann dieses zu Herzrasen, Benommenheit und Unwohlsein führen. Dies ist bekannt als »China-food-Syndrom«.

Glykogen

Glykogen ist aus zahlreichen Glukoseteilchen aufgebaut. Es ist ein Reservestoff und beim Menschen in Leber und in den Muskeln gespeichert. Je nach Bedarf des Körpers werden einzelne Teilchen angelagert oder abgespalten und dann verstoffwechselt.

Grundumsatz

Als Grundumsatz bezeichnet man die Energie, die der Körper braucht, um im Ruhezustand die Lebensfunktionen aufrechtzuerhalten. Eine gut ausgeprägte Muskulatur erhöht den Grundumsatz.

Insulin

Ist ein Peptid-Hormon, das in der Bauchspeicheldrüse zur Senkung des Blutzuckerspiegels gebildet wird und den Blutzuckerspiegel reguliert. Ein überhöhter Gehalt an Insulin fördert das Auftreten von Arteriosklerose.

Kalorien

So wird die Maßeinheit für den Energiegehalt eines Lebensmittels (in kcal oder kJ) bezeichnet. Die Einheit der Energie-Kilokalorie ist seit 1978 abgeschafft und durch die Einheit Joule ersetzt worden. 1 kcal sind 4,2 J. Sie wird dennoch in der Ernährungslehre weiter eingesetzt, desgleichen bei Lebensmittelaufdrucken. 1 g Eiweiß und 1 g Kohlenhydrate entsprechen beispielsweise rund 4 kcal, 1 g Fett 9 kcal und 1 g Alkohol 7 kcal.

Kalorische Grundgleichung
Enthält die aufgenommene Nahrung mehr Energie als der Körper braucht, so werden die nicht verbrannten Nahrungsbestandteile als Fett gespeichert. Ist die Energiebilanz ausgeglichen, nimmt man weder zu noch ab.

Kohlenhydrate
Sie gehören zu den drei Hauptnährstoffen und dienen hauptsächlich zur Energiegewinnung.

Kohlenhydrate können als einzelne Teilchen (Moleküle) auftreten. Durch die Verbindung der Moleküle in alle drei Raumrichtungen entstehen komplexe Gebilde (z.B. Stärke oder Glykogen). Einfache Moleküle heißen Zucker, wie unser Haushaltszucker, der aus Glukose und Fruktose besteht.

Lipide
Lipide sind Stoffe unterschiedlicher chemischer Strukturen, die fettlöslich und wasserunlöslich sind. Dazu zählen u.a. Fette und Cholesterin.

Magersucht (Anorexie)
Magersucht ist eine psychosomatische Krankheit; sie ist verbunden mit extremer Gewichtsabnahme bzw. dem Halten eines sehr niedrigen Gewichts. Die Betroffenen nehmen ihr Selbstbild verzerrt wahr und empfinden sich immer als zu dick.

Mineralstoffe
Mineralstoffe sind nicht-organische Nährstoffe, die der Körper nicht selbst bilden kann und deswegen über die Nahrung aufnehmen muss. Mineralstoffe sind wichtig bei Aufbauprozessen und im Stoffwechsel.

OptimiX = optimierte Mischkost
Ernährungskonzept, das vom Forschungsinstitut für Kinderernährung (FKE) in Dortmund entwickelt wurde und die optimale Nährstoffzusammensetzung mit Lebensmitteln aus allen sieben Lebensmittelgruppen garantiert. Das Konzept richtet sich nach den Bedürfnissen der Kinder und Jugendlichen in den unterschiedlichen Altersgruppen. Damit ist es sehr speziell und bedarfsorientiert.

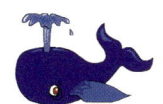

Proteine
siehe Eiweiße

Psychomotorik
Eine ganzheitliche Auffassung von körperlichen und seelischen Vorgängen, die miteinander verknüpft sind und eine Einheit bilden. Es wird angestrebt, Kindern ein möglichst breites Erfahrungsspektrum durch Wahrnehmungs- und Bewegungserfahrung zu vermitteln.

Purine
Purine sind Bausteine der Nukleinsäuren; sie werden zu Harnsäure abgebaut und über die Nieren ausgeschieden.

Risikofaktoren
Treten Veränderungen gegen einen Normalwert auf und beeinträchtigen diese den Gesundheitszustand, so heißen diese Veränderungen Risikofaktoren. Ein starker interner Risikofaktor ist Fettsucht, da diese oft gekoppelt ist an hohen Blutdruck und erhöhte Cholesterin- und Insulinwerte. Externe Risikofaktoren sind Bewegungsarmut, Genussmittelmissbrauch (Rauchen, Drogen, Alkohol), mangelnde geistige Tätigkeit u. a. Risikofaktoren erhöhen auch bei derzeit gesunden Menschen die Wahrscheinlichkeit, frühzeitig zu erkranken.

Schilddrüse
Zur Synthese der Schilddrüsenhormone, Thyroxin und Trijodthyronin, müssen wir Jod mit unserer Nahrung aufnehmen. Tun wir das nicht in ausreichendem Maße, kommt es zu einem Jodmangel und aus diesem Grund kann es zu einer Schilddrüsenunterfunktion kommen, weil das Jod für die Produktion der Hormone gebraucht wird. (Jod ist z.B. in Nordseefisch enthalten.) Bei einer Überfunktion der Schilddrüse führen diese beiden Hormone zu einer Steigerung des Grundumsatzes, das heißt, man verbrennt mehr Energie, nimmt leicht an Gewicht ab, schwitzt leicht, ist übererregbar, neigt zu Herzklopfen und hohem Blutdruck sowie Durchfall. Bei einer Unterfunktion dagegen neigt der Mensch zu Apathie, Gewichtszunahme, Verstopfung, brüchigem Haar, verlangsamten Reflexen. Wird eine Unterfunktion im Babyalter nicht erkannt, können Intelligenzdefekte und Wachstumsschäden entstehen. Das heißt: Eine Überfunktion der Schilddrüse steigert den Grundumsatz, eine Unterfunktion erniedrigt diesen. Unbehandelt ist damit eine Ab- bzw. Zunahme des Körpergewichtes verbunden.

Sekundäre Pflanzenstoffe

Als sekundäre Pflanzenstoffe bezeichnet man Farb-, Duft- und Geschmacksstoffe, die in kleinsten Mengen in Pflanzen enthalten sind und gesundheitsfördernde Wirkungen haben. Sie kommen vor allem in reifem Obst und Gemüse vor.

Sport

Alle lieben ihn, doch die meisten nur von Ferne, als Zuschauer. Das ist bedauerlich, denn Sportarten, bei denen der Ausdaueranteil überwiegt, wie bei Langlauf, Radfahren, Rudern, aber auch Fußball, Tennis etc., wirken als Medikamente ohne Nebenwirkungen. Sie verursachen geringe Kosten und wirken nachgewiesenermaßen positiv auf unser Herz-Kreislauf-System, auf unsere Psyche, auf das Immunsystem, auf Lunge und Muskeln. Durch ein entsprechendes regelmäßiges Training kann man »20 Jahre lang 40 Jahre alt sein«.

Süßstoffe

Süßstoffe sind synthetische und natürliche Verbindungen mit äußerst süßem Geschmack; sie gehören zu den Lebensmittel-Zusatzstoffen und haben keinen bzw. einen nur sehr geringen Nährwert.

Übergewicht

In Wohlstandsländern stark verbreitetes Gesundheitsproblem. Der BMI dient zur Erkennung des Übergewichtes.

Vitamine

Vitamine sind organische Verbindungen, die für den menschlichen Organismus lebensnotwendig sind, aber nicht in ausreichenden Mengen vom Körper selbst aufgebaut werden können; daher müssen sie täglich mit der Nahrung aufgenommen werden.

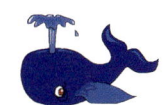

Danksagung

Meiner Schwester Dr. med. Antje Petersen danke ich für ihre konstruktive Unterstützung.

Meinem Freund Dr. rer. nat. Gernot Schmahlfeldt danke ich für anregende und hilfreiche Diskussionen.

Den Dipl. Ökotrophologinnen und Praktikantinnen von Moby Dick danke ich für die kritische Durchsicht des Ernährungsteils.

Für weitere Anregungen bedanke ich mich bei Dr. Michael Zinke, Erika Wilkening, Dorit Heinsen, Angelika Horn und Heinz-Ulrich Meyer-Petersen.

Stichwortverzeichnis

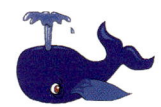